TOPOGRAPHIE
MÉDICALE
DE LA VILLE
DE MONTPELLIER.

TOPOGRAPHIE
MÉDICALE
DE LA VILLE
DE MONTPELLIER,

OUVRAGE QUI A REMPORTÉ LE PRIX

Au jugement de la Société des Médecins et des Naturalistes de Souabe, le 14 juillet 1808;

PAR J.-A. MURAT (de la Dordogne),

Docteur en Médecine de la Faculté de Montpellier; Médecin ordinaire au 8.e Corps des Armées d'Allemagne; ancien Médecin de la Charité de Montpellier; Membre de la Société de Médecine-Pratique, et de la Société des Sciences et Belles-Lettres de la même Ville; Membre du Jury Médical de la Dordogne; Correspondant de la Société Médicale d'Émulation de Paris, et des Sociétés de Médecine de Bruxelles et du Gard, de Grenoble, de Toulouse et de Bergerac; Membre affilié de l'Académie de Législation de Paris, et Associé de la Société de Médecine d'Avignon.

OUVRAGE DÉDIÉ A SA MAJESTÉ
LE ROI DE NAPLES.

A MONTPELLIER,
CHEZ RENAUD, LIBRAIRE A LA GRAND-RUE.
1810.

DE L'IMPRIMERIE DE FONTENAY-PICOT.

PRÉFACE.

§. 1. Lorsque le jugement de la Société des Médecins et des Naturalistes de Souabe, sur le concours ouvert sur la meilleure *Topographie Médicale*, a été connu du public (1), plusieurs Correspondans de la Société de Médecine-Pratique de Montpellier, m'ont fait l'honneur de solliciter l'impression de ce Mémoire, dans l'espoir peut-être d'y trouver un exemple à suivre pour la rédaction d'un semblable traité.

§. 2. Je regarde en effet une Topographie comme le complément des connaissances médicales; et il semble qu'un homme n'est véritablement praticien, qu'après avoir publié la Topographie de

(1) Annales de la Société de Médecine-Pratique de Montpellier, cahiers de septembre 1808, n.° 69, p. 258, et n.° 72, p. 354.

son pays. Les Profess. Baumes (1) et Fouquet (2) ont suivi cet exemple, et le vieillard de Cos en avait fait un précepte qu'il n'est par hors de propos de rappeler ici.

§. 3 I. La première chose que doit faire un Médecin en arrivant dans une ville qu'il ne connaît point, disait Hippocrate, c'est d'examiner avec soin son exposition par rapport aux vents et aux différens lever et coucher du Soleil, parce qu'il y a bien de la différence entre une

---

(1) Topographie de la ville de Nîmes et de sa banlieue, par MM. Vincent et Baumes, un vol. in-4.°, 1802. La partie médicale de ce traité, rédigée par M. Baumes, lui valut un prix de la Société Royale de Médecine de Paris, le 23 février 1790, tant il est vrai qu'il est peu d'ouvrages de ce professeur célèbre, qui n'aient été couronnés, et qu'il est sans exemple qu'un Médecin ait remporté, comme lui, seize couronnes académiques.

(2) Recherches sur la situation de la ville de Montpellier, par Henri Fouquet. Assemblée publique de l'Académie de Montpellier, du 25 novembre 1771, p. 55.

ville exposée au nord, et celle qui l'est au midi ; entre une ville exposée au levant, et une autre qui l'est au couchant.

II. C'est avec la même attention qu'il doit examiner les eaux dont les habitans font usage : savoir, si elles sont molles et sans odeur, ou si elles sont dures ; si elles viennent de lieux élevés et de rochers, ou si elles sont crues et saumâtres.

III. Il doit enfin examiner le genre de vie et le régime auquel les habitans se plaisent davantage : savoir, s'ils sont grands buveurs et grands mangeurs, et en même temps adonnés à la paresse ; ou s'ils aiment au contraire le travail et l'exercice, et que, malgré cela, ils mangent et boivent peu. C'est de semblables observations qu'il faut partir pour juger du reste.

IV. Le Médecin qui sera instruit de toutes ces circonstances, ou du moins de la plupart d'elles, sera en état de bien connaître la nature des maladies qui sont particulières à la ville où il arrive pour la première fois, ou qui sont communes à tous les pays; de manière qu'il ne sera ni embarrassé dans leur traitement, ni exposé aux erreurs que doivent naturellement commettre ceux qui négligent ces connaissances préliminaires.

V. Il pourra même prédire, à mesure que l'année s'avance, tant les maladies générales qui doivent affliger toute la ville en été et en hiver, que celles dont chacun de ses habitans est menacé en particulier, à cause de quelque changement dans le régime. Car c'est en connaissant les divers changemens des saisons, le lever et le coucher des Astres, et la manière dont tous ces phénomènes se succèdent, qu'il pourra prévoir quelle sera la constitution de toute l'année ; et cette méthode d'examiner et de connaître d'avance les temps à venir, lui rendra facile la connaissance de tous les cas particuliers, ainsi que des moyens les plus propres à rétablir la santé de ses malades, et à EXERCER SON ART AVEC LE PLUS GRAND SUCCÈS (1).

(1) Hippocrate, Traité des airs, des

§. 4. Mais les Topographies ne sont point bornées, comme on pourrait le croire, à un mérite purement médical; leur utilité se fait sentir encore par le besoin réel qu'en a l'économiste pour dresser la Statistique d'un État ; et si on les envisageait un jour sous un point de vue philosophique, on verrait qu'elles peuvent nous faire connaître dans un pays civilisé, quelle est la grandeur ou la faiblesse d'un peuple, et nous donner conséquemment la solution du problême proposé par J.-J. Rousseau, celui de déterminer « Quelles expériences seraient né» cessaires pour parvenir à connaître » l'homme naturel, et quels sont les » moyens de faire ces expériences au » sein de la société (1) ? »

§. 5. Ces recherches si difficiles à faire, et auxquelles on a si peu songé jus-

---

eaux et des lieux, p. 5 et 7, traduction du docteur Coray, t. 1.

(1) Discours sur l'origine et les fondemens de l'inégalité parmi les hommes. Préface, p. lviij.

qu'ici, ajoute Rousseau, sont pourtant les seuls moyens qui nous restent de lever une multitude de difficultés qui nous dérobent la connaissance des fondemens réels de la société humaine. C'est cette ignorance de *la nature de l'homme*, qui jette tant d'incertitudes et d'obscurités sur la véritable définition du droit naturel; car l'idée du droit, dit Burlamaqui, et plus encore celle du droit naturel, *sont manifestement des idées relatives à la nature de l'homme*. C'est donc de cette nature même de l'homme, continue-t-il, de sa constitution et de son état, qu'il faut déduire les principes de cette science (1).

§. 6. Si j'ai bien saisi l'esprit du problême politique du citoyen de Genève, et dont la solution ne lui paraissait pas indigne des Aristote et des Pline de son siècle, je crois, dis-je, que ce sujet rentre naturellement dans une Topographie, et qu'on peut le démontrer par quelques développemens.

---

(1) Ouvrage cité, p. 9 et suivantes.

§. 7. L'homme, en sortant des mains de la nature, n'est pas le même que l'homme civilisé; il a donc existé et il existe nécessairement un passage entre ces deux états. Vouloir nier cette conséquence, c'est fermer les yeux sur la différence des mœurs et du génie qu'offrent à la méditation du moraliste, les individus d'une même cité; c'est oublier enfin que le premier ouvrage de législation ne date que de Moïse. En nous arrêtant au code de cet Écrivain sacré, nous devrions y trouver des lois douces et humaines comme sont les nôtres, et non la combinaison réfléchie des plus cruels supplices, tels que le feu, la scie, la lapidation, et celui qui consiste à écraser le coupable sous des chariots armés de fer, ou sous les pieds des animaux (1). Si ces tourmens nous paraissent barbares dans l'état actuel des lumières et du progrès de civilisation, il est raisonnable de conclure que les Hébreux

(1) Moïse considéré comme Législateur et comme Moraliste, par M. Pastoret, in-8.°, p. 356.

vivaient, pour ainsi dire, dans l'état de nature, ou qu'ils étaient des hommes si sauvages, et d'un caractère si indocile, que le Législateur ne pouvait se flatter de les soumettre que par des moyens violens. La sévérité des peines est donc un indice que le peuple, pour lequel elle est établie, passe sous le joug social (1), tandis que les peines douces et modérées prouvent que les nations chez qui elles existent, sont polies ou civilisées depuis long-temps.

§. 8. En nous bornant à ce simple aperçu, il ne reste plus à vaincre qu'une seule difficulté, celle de démêler, comme

---

(1) Si ce principe est vrai, la sévérité des peines doit nécessairement arrêter les crimes dans une société naissante, tandis que cette sévérité produirait un effet contraire chez un peuple civilisé. La distinction que j'établis entre l'origine de deux sociétés civiles, concilierait les opinions contradictoires des Criminalistes dont les uns veulent des lois pénales excessives, et les autres très-modérées; et M. Lymar, qui a traité ce sujet *ex professo*, est donc trop absolu *de refuser à la*

le voulait J.-J. Rousseau (1), ce qu'il y a *d'originaire* et *d'artificiel* dans la nature actuelle de l'homme que nous avons sous les yeux. Or c'est à quoi tend véritablement le *Topographe*, lorsque, dans un pays donné, il cherche à déterminer l'état *physique* et *moral* de l'homme qui l'habite.

§. 9. On voit donc que les expériences, nécessaires pour parvenir à connaître l'homme naturel, nous sont fournies par la médecine transcendante ou philosophique, et que les moyens de faire ces expériences, consistent à savoir isoler dans une société civile l'homme physique de l'homme moral, ou à distinguer, en d'autres termes, la condition du peuple de celle de l'homme poli, la

---

sévérité des peines la faculté de diminuer les crimes. Voyez son Discours qui a remporté le prix au jugement de l'Académie de Marseille, sur cette question : *L'extrême sévérité des lois tend-elle à diminuer le nombre et l'énormité des crimes chez une nation dépravée?* in-8.°, 1789.

(1) Ouvrage cité, p. lvj.

classe de l'homme des champs de celle du citadin.

§. 10. Je n'ai point suivi, je l'avoue, le plan que je propose (§. 4), parce que j'ai craint qu'en m'écartant ainsi des divisions reçues, mon travail n'eût pas en sa faveur un préjugé favorable pour se présenter dans un concours. Ce plan, d'ailleurs trop étendu pour ce qu'on appelle Topographie, sera fondu dans mon *Hygiène politique*, ou *Principes de civilisation*, ouvrage qui fera suite à mon *Traité de Médecine légale*, et qui tend à démontrer que tout Gouvernement, pour être durable, doit être le plus analogue à la nature de l'homme et à l'influence du climat (1) Ce sont en

(1) J'avais entrepris ce travail pour concourir au prix proposé par l'Université de Cambridge, le 27 germinal an 12, sur une question conçue en ces termes: *Quibus modis et gradibus civitates jam florentes, paulatim labare, inclinare et occidere poleant;* mais j'en fus détourné par l'état de guerre et le blocus continental, et j'ignore même si cette Université a couronné quelque ouvrage.

effet les différens besoins dans les différens climats, a dit Montesquieu, qui ont formé les différentes manières de vivre, et ces différentes manières de vivre ont formé les différentes sortes de lois. Les mœurs et les manières sont des usages que les lois n'ont point établis (1). Et ce qui prouve enfin que j'aurais beaucoup moins rempli sans doute les vues du programme, c'est que la Société des Médecins et des Naturalistes de Souabe a loué et blâmé tout-à-la-fois le plan du Mémoire auquel elle a décerné le prix (2). Cependant voici

(1) De l'Esprit des Lois, l. 2, p. 19, 191, édition in-12.

(2) Voici le jugement de cette Compagnie savante : « Parmi les Topographies Mé-
» dicales qui ont été envoyées pour le
» concours, celle qui porte la sentence,
» *Neque multò meliora sunt signa quæ*
» *ex naturâ temporis et ætatis possunt,*
» *quàm quæ ex naturâ loci et nationis*. Bac.
» *nov. org.*, a sans contredit le mieux réussi.
» Ce travail méritant donne un tableau
» médico-topographique de Montpellier,
» qui se distingue d'abord très-avantageu-

les données d'après lesquelles je l'avais établi. Mon plan, disais-je, repose sur une vérité simple et incontestable.

» sement par son plan bien réfléchi, et
» par la précision avec laquelle l'Auteur s'est
» borné dans le sujet qu'il traite. De plus
» les tables concernant le climat, la mor-
» talité, les naissances, la population, etc.,
» lui donnent encore un mérite très-parti-
» culier. Il est vrai cependant, et assuré-
» ment on ne saurait disconvenir que l'idée
» d'une Topographie Médicale n'est pas as-
» sez développée, si l'auteur croit que celle-
» ci n'ait qu'à répondre à la seule ques-
» tion : *Si, dans un pays donné, l'homme peut*
» *atteindre l'âge de* 90 *à* 100 *ans, qui lui*
» *est prédestiné par la nature*? Mais nous ob-
» servons à son avantage, que l'Auteur, dans
» son Traité, ne s'est pas toujours strictement
» renfermé dans ce principe ; enfin, le tout
» mérite la plus parfaite reconnaissance de
» la Société, qui s'empresse à la lui prouver
» en lui adjugeant le prix fixé de cent florins.
» L'auteur est M. Jean-Arnaud Murat (de la
» Dordogne), Docteur en médecine, Mé-
» decin de la Charité, à Montpellier, Membre
» de plusieurs Sociétés savantes. » Gazette médicale de Saltzbourg, année 1808, in-8°.

L'homme qui ne meurt point de maladies accidentelles, dit Buffon, vit par-tout 90 ou 100 ans. Or si, dans un pays donné, l'homme n'y atteint pas le terme de sa vie, ou qu'il périsse avant ce temps, CET ACCIDENT A UNE CAUSE. RECHERCHER CETTE CAUSE, c'est expliquer et développer avec exactitude TOUTES CELLES QUI INFLUENT SUR L'ÉTAT DE SANTÉ D'UNE SOCIÉTÉ D'INDIVIDUS; c'est présenter enfin un problême réduit à ces termes : « Un » pays étant donné, déterminer s'il est » assez salubre pour que l'homme puisse » espérer d'y vivre le terme fixé par la « nature ? »

§. 11. Ai-je rempli le cadre que je viens d'esquisser ? Non-seulement je n'ai point la présomption de le croire, mais encore j'indique dans ce Mémoire le concours des lumières qu'il m'eût fallu pour atteindre ce but. Néanmoins je serais récompensé des soins de mon travail, si je prouvais que les Topographies Médicales ne sont point un assemblage seul d'observations et de faits relatifs à toutes les parties de l'hygiène, comme l'a dit un Savant dans l'article Afrique de l'Encyclopédie méthodique, *Médecine* (1), et si l'on sentait la nécessité de réunir mon plan avec celui de ce Professeur célèbre.

§. 12. Il me reste à temoigner ici à M. le Préfet de l'Hérault, toute ma gratitude pour les secours utiles qu'il m'a fournis, en m'autorisant, conformément à la lettre du 20 février 1807, à prendre dans les bureaux de la Préfecture toutes les notes qui pourraient me servir pour ma Topographie. M. Bougette, Secrétaire-Général, m'a donné des renseignemens utiles, en m'indiquant les dépôts existans à la Préfecture et à la Mairie; et M. Chalat, chargé

---

(1) T. 1.er ou 22.me livraison, p. 281. M. Moreau (de la Sarthe) regarde aussi une Topographie comme une véritable base d'un traité complet d'hygiène. Voyez les Fragmens d'une Topographie physique et médicale de Nantes, par ce Professeur philosophe, t. 3, p. 277 du Journal général de médecine.

du bureau de l'instruction publique, m'a confié un mémoire manuscrit de Statistique, dans lequel j'ai trouvé des documens précieux.

§. 13. Si, malgré ces secours et les recherches qui me sont propres, car je ne compte point les dépenses considérables que j'ai faites (1), mon Ouvrage encore est très-imparfait, on reconnaîtra sans doute qu'une Topographie n'est pas un ouvrage ordinaire, et qu'un Médecin, livré à ses propres ressources, mérite l'indulgence et l'encouragement du public. Si mes Concitoyens me refusaient l'un ou l'autre, je leur citerais une lettre qui leur donnera la mesure de l'intérêt d'utilité publique que le Gouvernement attache sans cesse au genre de travail auquel je me suis consacré.

---

(1) Je n'ai déboursé de l'argent que pour la confection des tables des mariages, des naissances et des mortalités; mais le tableau de l'âge des époux, au n.° 42, m'a coûté seul soixante francs.

§. 14. *Paris, le 25 mai 1807.*

LE MINISTRE DE L'INTÉRIEUR

A M. LE PRÉFET DU DÉPARTEMENT DE L'HÉRAULT.

« M. le Préfet, quoique le Gouvernement n'ait pas » pris de part directe à l'établissement de la Société » des Sciences, Belles-Lettres et Arts de Montpellier, » il ne peut cependant rester indifférent aux travaux » d'une réunion qu'une sage direction peut rendre » utile à bien des égards. Je désire donc que vous » m'adressiez, chaque année, le compte rendu de » ses travaux, que vous me fassiez connaître les » productions de quelque mérite qu'elle aurait vues » éclore dans son sein, et les talens naissans qu'elle » aurait jugés dignes d'encouragement. Dans le cas » où les efforts de cette Société offriraient un degré » d'utilité qui pût les rendre dignes de la bienveil- » lance particulière de Sa Majesté, vous m'indiqueriez » quels seraient ou les témoignages de satisfaction, » ou les avantages qui pourraient lui être accordés. » Vous devez vous attacher spécialement à diriger les » travaux de cette Société des Sciences, Belles-Lettres » et Arts vers la Statistique du département (1), les » antiquités qu'il peut renfermer et l'histoire locale. » Recevez, etc.

(1) Je suis si pénétré moi-même de l'utilité d'un travail en ce genre, que je proposai dans le temps à quelques confrères de se joindre à moi pour exécuter la Topographie de Montpellier, et de partager les honneurs du concours. Monsieur Amoreux, qui était du nombre, s'y refusa, et donna pour prétexte qu'il allait publier lui-même un Traité sur ce sujet de son père et de lui, où l'on trouverait d'ailleurs des recherches historiques sur la ville de Mauguio, et la monographie des plantes littorales de la Méditerranée.

§. 15.

§. 15. Cette lettre fut lue à notre Société des Sciences dans une séance du 11 juin 1807, par M. Thourel, qui en est le Directeur. Il est glorieux pour cette Compagnie d'avoir prévenu les vœux du Ministre, en s'occupant d'un travail qui doit embrasser la Géographie historique, naturelle et politique du département de l'Hérault. Puissé-je avoir l'honneur d'y contribuer par la publication de ce Mémoire !

§. 16. Je dois enfin un tribut d'éloges et de reconnaissance à M. Pierre Boitel de Montpellier, avec qui je suis lié depuis long-temps par les sentimens d'une vive amitié. Il a tracé lui-même le dessin de mes tableaux; il les a copiés de sa main, et en a vérifié le calcul que l'on trouvera très-exact. M. Renaud, Libraire, a bien voulu aussi, en mon absence, donner ses soins à la correction des épreuves de mon ouvrage, ne pouvant par moi-même en surveiller l'impression.

Fait au quartier-général de Son Exc. le Duc d'Abrantès, le 10 août 1809.

MURAT,
Médecin ordinaire
de la Grande-Armée.

TOPOGRAPHIE
MÉDICALE
DE LA VILLE
DE MONTPELLIER.

INTRODUCTION.

Neque multò meliora sunt signa quæ ex naturâ temporis et ætatis capi possunt, quàm quæ ex naturâ loci et nationis.

BACON, nov. org.

§. 1. MOINS un sujet est étendu, plus on doit espérer de le traiter avec succès : celui que j'entreprends n'a point cet avantage. La Physique, la Médecine et la Législation, tout concourt à faire de mon travail la matière d'un grand ouvrage, et il faut avoir quelque sentiment de ses forces pour oser le tenter.

§. 2. Ces réflexions ont dû se présenter à l'esprit des Savans, et exercer même dans le premier concours une certaine influence, puisque la Société des Médecins et des Naturalistes de Souabe, qui avait proposé pour 1806 un prix de cent florins pour la meilleure Topographie Médicale, n'ayant reçu aucun Mémoire qui satisfît à ce qu'elle exigeait (1), propose de nouveau le même prix sur cette question.

§. 3. La Société demande : « Une bonne » Topographie Médicale, qui explique et » développe avec exactitude les causes ex- » térieures, et en général toutes celles qui » influent sur l'état de santé d'une société » d'individus, qui fasse connaître les chan- » gemens auxquels sont sujets ces mêmes » individus, qui marque bien les rapports » et les suites de ces changemens, qui pré- » sente des faits bien établis, et tâche de

---

(1) Cette Société a distingué néanmoins dans ce premier concours, un Mémoire de M. Canz, physicien à Hornberg, et elle lui a adjugé même la moitié du prix, ce qui donnait à ce Docteur un grand avantage pour un second concours. *Voyez* Archives littéraires, année 1806.

» les ramener à des vues générales (1) ? »

§. 4. Fixé sur ce tableau, j'entre en matière et vais tracer, s'il m'est possible, un dessin qui réponde à la grandeur du sujet.

§. 5. Le Père de la Médecine a la gloire d'avoir exposé le premier un plan général de Topographie, dans son Traité philosophique de l'air, des eaux et des lieux. Mais il semble, dit le savant Coray, que le temps n'a respecté la partie qui nous reste aujourd'hui de ce Traité philosophique du plus grand Médecin de l'antiquité, que pour nous donner des regrets sur la perte du reste (2). Ce plan donc est très-imparfait, et celui que proposa en 1776 la Société Royale de Médecine de Paris, quoique plus détaillé, indiquait seulement, à l'exemple d'Hippocrate, que le tempérament, la constitution et les maladies de chaque province ou canton, seraient considérés relativement à la nature et à l'exposition du sol (3). Aussi, lorsque le père Cotte remit son Mémoire sur la To-

(1) Voyez Magasin encyclopédique, mois de novembre 1806, p. 132.

(2) Traité d'Hippocrate des airs, des eaux et des lieux, t. 1er. Discours préliminaire, p. cxxx, traduction du Docteur Coray.

(3) Histoire de la Société Royale de Médecine, l. 1.er, ou 1776, préface, p. xiv.

pographie Médicale de Montmorency, la Société de Médecine arrêta que cet ouvrage serait publié au plutôt, pour servir de modèle aux travaux dans ce genre (1).

§. 6. Cependant ce Traité n'est nullement complet ; et si, malgré ce beau modèle même, il est constant qu'après avoir médité les Topographies qui ont paru depuis Hippocrate jusqu'aux Recherches de Fouquet sur le climat de Montpellier (2), on n'en trouve pas deux qui aient l'unité ni les développemens nécessaires. On avouera que ces travaux, d'ailleurs recommandables, seraient à-peu-près inutiles, ou exigeraient d'être refondus si l'on voulait remplir dans ce moment le cadre topographique et médical de la France, dont une Société de Médecine avait la première senti l'importance et conçu le projet.

§. 7. Depuis cette époque, la révolution a fait naître en France une science nouvelle qu'on nomme Statistique ; elle n'a point, dit M. Peuchet, à prendre connaissance de l'organisation des parties physiques d'un Etat ; elle n'en doit voir que les rapports

(1) Histoire de la Société Royale de Médecine, année 1779, 2.e partie, p. 61.

(2) Ass. publ. de l'Académie de Montpellier, 25 novembre 1771, p. 55.

avec la force et la richesse. Elle est l'anatomie de l'état politique, mais l'anatomie raisonnée, qui, en même temps qu'elle présente une partie du grand corps, en fait connaître le jeu et la liaison avec les autres. Ainsi la Statistique, de l'aveu de cet Ecrivain estimable, a des rapports très-étroits avec la science des mœurs et la philosophie. Et si l'on veut, ajoute-t-il, l'étudier avec fruit, il est important d'avoir une idée nette de la Topographie de son pays et des principaux phénomènes météorologiques qui altèrent l'atmosphère, et donnent un caractère particulier aux saisons (1).

§. 8. Il y a plus, suivant M. Herbin, la Statistique est en quelque sorte l'inventaire de tous les produits territoriaux et industriels. C'est l'état positif de tout ce qui existe. Il est non-seulement utile de connaître la position d'un Etat, ses divisions antérieures et sa Topographie, mais il est nécessaire encore que les nationaux n'ignorent point la forme de Gouvernement sous lequel ils vivent; celle dans laquelle la justice y est rendue; la manière dont les diverses branches

(1) Statistique élémentaire de la France, vol. in-8°. *Voyez* la préface et le discours préliminaire de l'Auteur.

de l'administration y sont réglées ; l'organisation et l'état de ses forces de terre et de mer; quels sont les mœurs et le caractère distinctifs de la nation ; quels ont été et quels sont ses progrès dans les Sciences, les Belles-Lettres et les Arts ; comment l'instruction publique s'y propage ; quels sont les productions du sol et de l'industrie, afin de déterminer quel rang les Etats doivent tenir parmi les Nations (1).

§. 9. Ce programme, à n'en pas douter, renferme des questions de physique et de morale, qu'il serait bien difficile de résoudre sans le secours des Sciences naturelles; et dès-lors la Statistique devient évidemment tributaire de la Médecine. Eh! qui pourrait douter de cette connexion, qui oserait mettre aujourd'hui cette dépendance en problême, quand les Lucien et les Chaptal ont, pendant leur ministère, invité les Savans de l'Institut à concourir de leurs lumières avec eux à l'exécution d'une Description générale et topographique de la France ! Ces deux ministres firent plus, ils formèrent un bureau de Statistique qui devait faire connaître, d'une manière complète et détaillée, les richesses, les

(1) Statistique générale de la France, vol. in-8.°, t. 1, avertissement.

ressources que fournissent à la France les trois règnes de la nature, ainsi que l'état des mœurs, de l'industrie, des Sciences et des Arts (1); ils créèrent enfin une société de Statistique, où des Médecins furent appelés comme les plus propres à déterminer sans doute, « Comment on peut, d'après les » connaissances que doit donner la véritable Topographie d'un pays, en déduire » la cause de population ou de mortalité » qu'on y remarque ; ou au contraire, augmenter le degré d'intensité de ces causes, » selon qu'elles sont nuisibles ou favorables (2) ? »

§. 10. Il est donc du plus haut intérêt que les Médecins répondent à cet appel auguste. Mais, pour concourir avec fruit à l'exécution de cet ouvrage national, il faut que leurs écrits aient désormais une même méthode, un cadre indépendant de l'opinion de chaque Auteur : c'est dans cet esprit que j'ai rédigé le travail que je soumets avec confiance au jugement d'un corps célèbre de Wurtemberg; et je me féliciterais si, en restant même en deçà du but, j'avais

---

(1) Annales de Statistique, par Ballois, p. lvj, exposition du plan.

(2) Annales de Statistique, ouvrage cité.

l'avantage d'offrir à mes juges un plan constant de Topographie (1).

§. 11. Mon plan repose sur une vérité simple et incontestable. L'homme qui ne meurt point de maladie accidentelle, dit Buffon, vit partout quatre-vingt-dix ou cent ans (2). Or, si dans un pays donné, l'homme n'y atteint pas le terme de sa vie, ou qu'il périsse avant le temps, cet accident a une cause. Rechercher cette cause, c'est expliquer et développer avec exactitude toutes celles qui influent sur l'état

(1) L'uniformité de plan est une chose si essentielle pour la rédaction générale de la Statistique de la France, que le Ministre de l'Intérieur, par sa circulaire du 28 prairial an 12, a invité tous les Préfets de l'Empire à suivre dans le travail statistique que chacun d'eux doit fournir à la fin de l'année sur son département, les divisions généralement observées dans les grands Mémoires, et qui sont au nombre de cinq ; savoir : Topographie, Population, État des citoyens, Agriculture, Commerce et Industrie, et un Appendix qui comprend tout ce qui est relatif aux impositions. Or, si les Médecins peuvent enrayer la marche de cette opération importante, il me paraît qu'il serait utile de les astreindre à convenir d'un plan pour faire cesser le défaut d'ensemble et d'harmonie que présentent les Topographies médicales. J'ai signalé l'abus ; un autre quelque jour opérera cette réforme.

(2) Histoire naturelle, t. 3, p. 177, in-8.°, 1804, édition de Bernard.

de santé d'une société d'individus (§. 3) ; c'est présenter enfin un problême réduit à ces termes :

« Un pays étant donné, déterminer s'il » est assez salubre pour que l'homme » puisse espérer d'y vivre le terme fixé » par la nature? »

§. 12. Si en m'attachant, Messieurs, au sens philosophique de cette question, je parviens à développer sans effort tous les élémens qui entrent dans une Topographie, d'après des faits bien établis, il me suffira, quand j'aurai terminé mes considérations sur le district que je dois décrire sous le rapport médical, de ramener ces faits à des vues générales. Je donne pour exemple la Topographie Médicale de la ville de Montpellier.

LIVRE PREMIER.

PARTIE PHYSIQUE.

« *Un pays étant donné.* »

PREMIÈRE SECTION.

§. 13. Au centre d'un bassin demi-sphérique, ouvert du côté de la mer, s'élève un monticule sur lequel est bâtie la ville de Montpellier. Sa latitude est de $43^{\circ}\ 36'\ 25''$, et sa longitude de $21^{\circ}\ 32'\ 45''$; son élévation est de quinze toises à-peu-près au-dessus de la surface des étangs, et cette élévation, dit M. Poitevin, est regardée sans erreur sensible, comme étant de niveau avec les eaux de la mer (1). Son étendue du nord au sud est d'environ dix-huit cents mètres, et de deux mille de l'est à l'ouest, en y comprenant les faubourgs. Ceux-ci entourent la base du monticule, et l'enflent d'autant plus à la vue, que les maisons s'étendent assez loin dans la plaine du côté du midi. Au nord, s'élèvent graduellement des montagnes qui se prolongent depuis les Alpes jusques aux Pyrénées, en forme d'amphithéâtre de l'est à l'ouest, et forment le tableau le plus varié, le plus pittoresque.

§. 14. Ces montagnes servent de limites au département de l'Hérault du côté du nord et de l'ouest, et séparent en même temps le bassin de l'Océan de celui de la Méditerranée. On donne à la plus haute jusqu'à deux mille mètres d'élévation au-dessus du niveau de la mer. Le Puy-St.-Loup, qui est plus près de la ville, a environ 680 mètres d'élévation, et sa distance de Montpellier a été réduite par M. Danyzy, père, à 10003 toises et demie. D'après la situation géologique de ces montagnes et leurs inégalités multipliées, on ne sera pas surpris qu'en les traversant par exemple du nord au midi, on y éprouve

(1) Essai sur le climat de Montpellier, vol. in-4.°, 1803.

des changemens subits de température. On rapporte même que les transitions sont si brusques, que deux endroits séparés par de très-petites distances, diffèrent cependant entre eux par le climat et les productions qu'on y remarque, plus que des contrées séparées par un intervalle de cent lieues dans d'autres pays. Malgré cela, les montagnes ne restent pas long-temps couvertes par la neige, et il est des hivers où l'on y en voit très-peu.

§. 15. Le sol de nos montagnes est extrêmement varié. Il est en général de roches calcaires, posées par couches épaisses de plusieurs pouces, et plus ou moins inclinées à l'horizon. Les interstices de ces couches sont remplies d'une terre végétale rouge, et quelquefois noirâtre, dans laquelle se ramifient souvent à une grande profondeur les racines des arbres et des plantes qui croissent sur la surface du terrein; ces divers produits forment une étendue immense de *garrigues*, et les plus riches communaux. L'yeuse ou chêne vert (*quercus ilex*) *éouze*, en terme du pays, en constitue la plus grande partie. C'est en effet l'arbre par excellence de notre climat. Son bois est le plus dur qu'il y ait en Europe; il fournit le meilleur chauffage et le charbon le plus recherché. On réserve son écorce pour les tanneries qui sont très-nombreuses dans ce département. Le chêne blanc et le noir, le hêtre blanc et le pin abondent en outre dans nos *garrigues*, et se trouvent mêlés avec le chêne vert dans la proportion de un à huit. On distingue ensuite parmi les broussailles, la bruyère à balais, et différens arbustes, tels que le genêt épineux, les cistes, les térébinthes, le genévrier, le buis et sur-tout le chêne vert épineux (*quercus coccifera*), connu dans le pays sous le nom vulgaire d'*avaousse* et chêne à vermillon. Cet arbuste est excellent pour le feu clair des chaudières et des fours, et il donne un tan préférable à celui que l'on retire de l'écorce du chêne vert.

§. 16. Malgré l'étendue de nos *garrigues*, on consomme dans le département une quantité si considérable de bois, soit pour le chauffage ordinaire, les vers-à-soie, les filatures, les huiles, les eaux-de-vie et les manufactures, que les citoyens et les fabricans eux-mêmes ont été contraints d'alimenter leurs foyers avec la houille ou le charbon de terre qui est très-abondant dans le pays. Dans le commencement, le public redoutait l'usage de ce fossile, parce qu'il pensait que ce charbon contient un soufre préjudiciable à la santé, que son odeur est désagréable, et que ses vapeurs gâtent les meubles et les appartemens. Le professeur Venel s'empressa alors de détruire ce préjugé dans un ouvrage *ex professo* sur l'usage de la houille ; et Genssane, cédant aux vœux des États du Languedoc, chercha les mines où l'on pouvait exploiter un combustible que la disette du bois rendait de jour en jour plus nécessaire à la société ; car aujourd'hui le bois est encore plus rare.

§. 17. Nos forêts ont souffert des dégâts considérables pendant la révolution. Les forêts nationales sur-tout ont été détruites en grande partie par des défrichemens opiniâtres et par l'introduction des bestiaux de toute espèce. Les communaux ont éprouvé les mêmes déprédations, et on y a commis des usurpations telles que leur contenance a été réduite à huit mille cinq cent six hectares, dans le tableau stastistique de l'an 9. Aussi l'accroissement rapide que subit le prix du bois à cette époque, ayant ouvert les yeux des citoyens, M. le Préfet saisit cet instant favorable pour arrêter l'abus des défrichemens. Mais on estime qu'il faut un intervalle de dix à douze années avant de ressentir les effets de cette heureuse administration. On évalue à vingt-cinq mille hectares les bois dévastés.

§. 18. Les mines de houille ne sont pas les seules richesses en ce genre du département.

tement. Nous avons des mines de zinc, des mines de plomb et même d'argent; du moins trois puits ouverts, et une galerie qu'on a découverte depuis quelques années à l'est de Lodève, dans le territoire du village de Saumon, ont fait conjecturer que c'était en cet endroit qu'on exploitait les mines d'argent que Louis VII concéda à l'évêque de Lodève, en lui accordant le droit de battre monnaie. Mais on ignore l'époque et les motifs qui firent cesser ces travaux.

§. 19. Le département possède encore de très-belles qualités de marbre de toute couleur, et en très-grande quantité. Le marbre griote d'Italie s'extrait dans la commune de Haulpoul-Felnies sur la rivière d'Ognon. Nous le fournissons aux Italiens qui nous donnent en échange trois pieds cubes de leur plus beau marbre pour deux pieds cubes de celui-là. Nous avons ensuite de nombreuses carrières de plâtre. Celles de pierre de taille ne sont pas moins communes, et les pierres calcaires légèrement coquillières, et les pierres de grès d'un très-beau grain, se trouvent à Castries et à St.-Jean-de-Védas, tout près de Montpellier. Enfin dans la montagne de l'Escandolgue, on exploite depuis peu une mine de pouzzolane d'excellente qualité, puisqu'on s'en est servi pour la construction du pont de

Gignac, avec le même avantage que de la pouzzolane d'Italie.

§. 20. Le terrein qui forme le monticule où est la ville, est sec et pierreux. Il renferme plusieurs couches d'une terre argileuse jaunâtre, et quelquefois grise, où l'on aperçoit du mercure natif. Il est même des endroits, disait Genssane, où ces terres seraient assez riches pour en extraire le mercure avec profit, si elles se trouvaient dans des endroits moins précieux que celui qu'elles occupent: des mines semblables sont très-rares; mais la rue de l'Université, celle de la Carbonnerie, la Halle aux Poissons, la Grand'Rue, sont autant de points (ajoute M. Poitevin), où la découverte a été faite; ce qui ne laisse aucun doute sur le fait principal, et sur l'existence d'un filon considérable que recouvrent les maisons de cette ville. On le trouve renfermé dans une couche d'argile, et d'une terre grise, qui blanchit en se desséchant; il y paraît sous la forme de veines cylindriques très-fines, dont les ramifications s'étendent en différens sens. Il est contenu dans ces veines comme dans des tuyaux d'une matière grisâtre. Cette croûte de mercure a même assez de consistance, pour qu'on en puisse détacher des rameaux entiers, sans que le mercure s'échappe. Pour produire cet effet, il faut presser le tuyau ou l'écraser, et alors on voit sortir de petits globules qui ont tout le brillant du mercure le mieux purifié.

§. 21. Le terrein qui figure la plaine, ou pour mieux dire le bassin du territoire de Montpellier, est sec et peu fertile. Sa plus grande étendue regarde le sud, et n'a guère au-delà de cinq mille cinq cent soixante-une toises et demie de largeur, en y comprenant les étangs. Ce terrein est si varié, et notamment dans un faubourg de la ville, qu'on nomme *Boutonnet*, que le célèbre Astruc était persuadé que la mer a couvert autrefois toute cette campagne. Le lit horizontal de sable, disait-il, qu'on trouve dans tout ce terroir, à la profondeur de trois toises, la couche d'huîtres qu'on y observe, la disposition du terrein qui est bas et profond, tout le long du cours du Lez, depuis la mer jusqu'à Boutonnet, favorisent cette conjecture, et les étangs qui sont sur notre côte servent à la confirmer (1).

§. 22. Deux petites rivières, l'une à l'ouest et l'autre à l'est de la ville, arrosent seules le territoire de Montpellier; la première est éloignée de cinq kilomètres, et porte le

(1) Mémoires pour servir à l'Histoire naturelle du Languedoc, 1737, in-4°.

nom de la *Mosson*. Elle prend sa source au-dessus du village de Montarnaud, et parcourt, suivant M. Poitevin, dans la direction du nord-ouest au sud-est, une étendue de trois myriamètres quatre kilomètres jusqu'à son embouchure à la rivière du Lez. Celle-ci, nommée *Ledum* par les anciens Géographes, prend sa source au nord de Montpellier, se dirige vers le sud et va se déboucher dans la mer, après avoir traversé les étangs et parcouru une étendue de deux myriamètres sept kilomètres. Cette rivière, parvenue au pont Juvenal, à environ trois kilomètres à l'est de la ville, prend le nom de *canal du Lez*, et n'a plus que six mille mètres de longueur. On y a pratiqué trois écluses pour le rendre navigable et le réunir au canal que les États du ci-devant Languedoc ont fait construire au milieu des étangs, et par lequel on va jusqu'à Sète à l'étang de Thau, et de là jusqu'à Agde, où il rencontre le superbe canal du midi, qui a immortalisé les noms de Riquet et d'Andréossi.

§. 23. La plaine qui prend le nom de côte, du côté du midi, est entrecoupée d'étangs et de marais qui s'étendent depuis les limites du département du Gard, à l'embouchure du Rhône ou Golfe de Lyon, jusqu'au port de Sète et de la ville d'Agde, en tirant vers le sud-ouest. L'espace qu'occupent ces étangs est de six myriamètres de long; leur largeur, très-inégale, varie depuis six jusqu'à un kilomètre; leur contenance est de quatorze mille sept cent neuf hectares soixante-deux ares ; et celle des marais qui les avoisinent, est de deux mille cent six hectares cinquante-trois ares. Les uns et les autres ne sont distans de la ville que d'une bonne lieue, et les marais de Lattes sont encore plus près.

§. 24. Les étangs sont traversés dans leur longueur par un canal appelé canal des Étangs; c'est un prolongement de celui des deux mers, et un moyen de communication avec les lieux environnans; mais ce canal a l'inconvénient grave d'empêcher que les eaux qui baignent ses parties latérales, puissent se renouveler, ce qui rend les miasmes que ces eaux exhalent sur cette partie de la côte, dans les grandes sécheresses, plus infects et plus marécageux, et explique en même temps la durée des fièvres intermittentes qui règnent à cette époque.

§. 25. Les marais cependant sont utilisés. Leur étendue qui est très-considérable, puisqu'elle présente une surface de deux mille cent six hectares, sert de retraite, et fournit des pacages à des bœufs presque sauvages et à des troupeaux de haras. Les chevaux ne sont point ferrés; ils sont tous blancs, d'une triste encolure: aussi les appelle-t-on dans le pays *égas* et *rossas*, noms certainement qui ne les honorent guère; mais qu'importe le nom (dit M. Poitevin, fils), quand la chose n'est point. Assurément, ajoute ce judicieux Écrivain, ceux qui les qualifient ainsi, oublient ou ignorent leur origine et l'antiquité de leur race; car ces chevaux méprisés, sur lesquels à peine jette-t-on les yeux, ont été amenés dans les provinces méridionales de la France, à l'époque où des Colons africains les ont peuplées. Peut-on croire en effet que l'Arabe émigrant, aura pu se séparer de son cheval (1)? On évalue à deux cent cinquante le nombre des chevaux de cette espèce, qu'il peut y avoir sur toute la côte; et comme ils sont agiles, on les emploie tous les ans, pendant la récolte, pour dépiquer le blé. Les bœufs des marais servent au labour dans les terres attenantes, et celles-ci qui augmentent chaque jour par les attérissemens, formeront un jour une plaine vaste et fertile, quand les marais seront desséchés.

§. 26. Si, de toutes les productions de la terre, celles qui servent à la nourriture de

---

(1) Observ. sur les chevaux camargues, 1806, in-8°.

l'homme sont les plus estimées; on peut dire que, sous ce rapport, il est peu de pays aussi favorisés par la nature que le sol de Montpellier. Le jardinage y est bien entendu. Ensuite le bœuf, le cochon, et le mouton sur-tout, y sont très-abondans. On y mange de l'agneau presque toute l'année. Le poisson de mer y est très-bon, et la quantité de celui que l'on pêche dans les étangs seulement, est incalculable. Le chef des prud'hommes de Sète rapporte dans un Mémoire que j'ai lu à la Préfecture, qu'il a vu tirer, d'un seul coup de fillet, jusqu'à quatre cents quintaux de poisson de l'étang de Thau. Aussi la halle de la ville est garnie tous les jours d'une quantité considérable d'huîtres et de coquillages; et on y trouve le thon, la saule, le merlau, la dorade, le rouget, etc. Les étangs nous procurent en outre des oiseaux de mer de diverses espèces. Le gibier qu'on tue dans nos garrigues, est très-recherché. Le terroir est complanté de vignes et d'oliviers, et le vin que l'on récolte en abondance, est délicat et très-spiritueux. Le médecin Fouquet ne se lassait pas de dire que les alimens sont succulens à Montpellier.

§. 27. Mais il n'est point donné à l'homme de jouir sans cesse de tant d'avantages précieux. Tout cela d'ailleurs ne suffit pas pour vivre : et si le moindre écart dans le régime peut altérer la santé, ne serait-on pas forcé d'abandonner un pays qui ne produirait rien pour calmer nos douleurs et prolonger notre existence ? Mais Montpellier offre encore à cet égard les plus grandes ressources, et il n'existe point en France de pays plus riche pour la matière médicale et la botanique. On peut s'en convaincre par les travaux des Richer de Belleval, des Magnol, des Rondelet, des Broussonet, des Gouan, etc. La botanique est donc, comme on le voit, une Science utile pour la société; et si on l'étudiait sous un point de vue philosophique, elle nous éclairerait même sur la nature du climat. Il s'en faut beaucoup, disait M. Poitevin dans son Essai sur le climat de Montpellier, que ces vastes dictionnaires où toutes les plantes sont confondues, quoique soumises à de savantes classifications, puissent fournir quelques données sur la nature des climats; et si jamais la connaissance des végétaux répand quelques lumières sur cet objet, on les devra moins à la Botanique descriptive qu'à l'Agriculture expérimentale. Arthur Young nous présente un essai, ou pour mieux dire une conception lumineuse dans ce genre, lorsqu'il divise la France en trois parties principales, dont la première comprend les vignobles; la seconde le maïs ; la troisième les oliviers. Ces plantes forment trois districts : 1.° du nord, où il n'y a pas de vignobles ; 2.° du centre, où il n'y a pas de maïs ; 3.° du midi, où l'on trouve les vignes, les oliviers et le maïs. Montpellier est compris dans cette dernière partie (1).

DEUXIÈME SECTION.

Histoire de Montpellier.

§. 28. Au sud du monticule où est bâti Montpellier, à une distance de 12 kilomètres, est une île, aujourd'hui de très-peu d'étendue, qu'on nomme Maguelonne, et qui était jadis le siége d'un évêché. Les Sarrasins l'envahirent au commencement du huitième siècle, de même que Narbonne ; et quand ils furent maîtres d'une ville qui leur offrait toutes sortes de ressources, et une communication libre avec la mer, ils projetèrent la conquête du Languedoc. En effet, dès l'an 721, ils assiégent Toulouse, s'emparent de Bordeaux, et conduits par le fier Abdérame, ils prennent Xaintes, et plantent le croissant sur les murs de Poitiers. Alors Charles Martel oublie ses querelles avec

(1) Voyage en France d'Arthur Young, 1793, 3 vol. in-8°.

le malheureux *Eudes*, et s'effraie lui-même des progrès des Sarrasins. Mais il les atteint, il les repousse; et, non content de les avoir défaits sous les murs de Narbonne, et d'avoir repris cette cité, il veut encore que celle de Maguelonne soit détruite, afin d'ôter aux infidèles tout espoir de retour.

§. 29. Les Historiens fixent la destruction de cette ville en 737. Les habitans de Maguelonne, suivant d'Aigrefeuille, étant donc obligés de sortir de leurs maisons et d'abandonner leur ancienne demeure, cherchèrent, l'un d'un côté, l'autre de l'autre, de nouvelles habitations. Il est aisé de comprendre que, dans la triste situation où ils se trouvaient, plusieurs allèrent chercher loin quelque soulagement à leurs maux, et que d'autres, soit par raison ou par nécessité, se bornèrent à bâtir une demeure dans le voisinage, pour être à portée de cultiver les terres qu'ils y avaient, dont les lois du prince ne les avaient point dépouillés. Plusieurs de ceux-ci s'arrêtèrent au lieu où est aujourd'hui Montpellier (§. 13), soit qu'il y eût déjà deux villages, comme plusieurs ont cru, soit que ce lieu, selon le sentiment de quelques autres, fût rempli d'arbres propres à l'habitation de ces nouveaux réfugiés, qui d'ailleurs étaient invités à s'y arrêter par la bonté de l'air, et par le voisinage des villes de *Substantion*, de *Murviel* et de *Maugnio* (1), dont ils pouvaient tirer des secours. Peu de temps après, une émigration d'Espagnols, qui fuyaient de leur côté la tyrannie des Maures, vint renforcer la colonie; et tant de citoyens, unis par le malheur, créèrent tout-à-coup une ville qui acquit, en moins de deux siècles, le plus beau lustre et le plus grand accroissement.

§. 30. Voilà comme on raconte les événemens qui causèrent la ruine de Maguelonne, et ceux qui préparèrent la fondation de la cité de Montpellier. Je ne m'étends pas davantage sur l'antiquité de cette ville, parce qu'il me suffit de faire connaître ce qu'elle est aujourd'hui, et qu'il entre d'ailleurs dans le plan de notre Société des Sciences et Belles-Lettres d'épuiser ce sujet. (§. 15. Préface.)

§. 31. Montpellier est le chef-lieu du département de l'Hérault, qui tire son nom d'une rivière qui le traverse du nord au sud; et la ville est au nombre de celles dont le Maire assista au couronnement de l'Empereur. C'est en outre le siége d'un Évêché, d'une Cour d'appel, d'une Cour de justice

---

(1) La première de ces villes n'existe plus aujourd'hui.

criminelle, de deux Cours spéciales, d'un Tribunal de première instance, d'un Tribunal de commerce et d'un Conseil de guerre. C'est la résidence du Préfet, d'un Général de division, commandant la neuvième division militaire; d'un Général de brigade, commandant du département; d'un Commissaire des guerres, et d'un Capitaine de la 24.e légion de gendarmerie, ainsi que celle d'un Conservateur des hypothèques, des Directeurs des domaines, et des contributions directes; et du Conservateur de la 14.e division forestière. Cette ville possède encore une Faculté de médecine, et des Etablissemens d'instruction publique, que je ferai connaître lorsque je parlerai d'une manière plus spéciale des Sciences et des Beaux-Arts. Et cet aperçu doit faire pressentir que Montpellier est une ville assez considérable et bien peuplée.

§. 32. Jaloux de connaître par moi-même la population réelle de cette ville, j'ai fait le recensement de tous les individus que les îliers ont inscrits sur leurs registres de 1806, et je n'ai obtenu qu'un résultat de 32,407 indiv. Cependant une reconnaissance non moins exacte de la population de Montpellier, faite (dit M. Mourgue) au mois de germinal an 2 de la République (avril 1793), a démontré que cette ville contient

32,897 individus (1). Mais un dénombrement plus récent, fait vers la fin de l'an 10, ou 1801, ne la porte qu'à 32,243 (2). On peut donc, en prenant un milieu, comme l'a fait M. Poitevin, l'élever à 32,500 ames, à cause des erreurs inévitables dans ces sortes de recensemens. 2,313 Maisons servent de logement à cette population considérable ; ce qui fait environ 14 ½ personnes dans chaque habitation. Aussi les maisons sont généralement hautes, bien bâties et toutes construites en pierre de taille. A la vérité les rues sont étroites et mal alignées, comme le sont par-tout celles des villes méridionales ; mais l'air circule et se renouvelle librement dans la ville, parce que celle-ci est divisée en 151 îles, et que les murs sont presque tous détruits. Ensuite les rues sont pavées, journellement balayées, et leurs pentes rapides ont permis de pratiquer des aqueducs souterrains qui reçoivent les immondices des lieux d'aisance, et les transportent dans deux ruisseaux situés l'un au nord, l'autre au midi de Montpellier.

§. 33. Au dehors nous avons deux promenades vastes et magnifiques; l'une à

(1) Essai de Statistique, an 9, in-8.°, p. 9.

(2) M. Poitevin, ouvrage cité, p. 40.

l'ouest, et l'autre à l'est de la ville, qu'on distingue par le nom d'Esplanade et de Peyrou. La première, quoique placée dans la partie inférieure de la ville, est très-fréquentée, parce qu'elle est près la salle de la comédie, et qu'elle est d'ailleurs couverte de maronniers. Mais la seconde qui est dans une direction opposée, offre les plus beaux points de vue, et écrase la ville par sa magnificence; nous laisserons parler un voyageur Anglais. « Le grand objet à voir pour un étranger, dit Arthur Young, est la promenade ou la place; car elle partage de l'une et de l'autre, appelée le Peyrou. Il y a un aqueduc magnifique sur deux arches, pour conduire l'eau à la ville, d'une colline à une distance considérable; ouvrage fort noble. Un château-d'eau la reçoit dans un bassin circulaire, d'où elle tombe dans un réservoir extérieur, pour fournir la ville et les jets d'eau qui rafraîchissent l'air d'un jardin au-dessous. Le tout est un beau carré, considérablement plus élevé que tous les environs, entouré d'une balustrade et d'autres décorations murales. Il y a un air de véritable grandeur et de magnificence dans cet ouvrage utile, qui m'a plus frappé que tout ce que j'ai vu à Versailles. La perspective est aussi singulièrement belle. Au midi, l'œil s'égare avec délices sur une riche vallée parsemée de maisons de campagne, et terminée par la mer. Au nord, c'est une suite de collines cultivées. D'un côté, la vaste chaîne des Pyrénées, s'étend jusqu'à ce qu'elle se perde dans le lointain; de l'autre, les neiges éternelles des Alpes percent les nuages. Le tout forme la perspective la plus sublime que l'on puisse imaginer, quand un ciel bien clair rapproche tous ces objets éloignés (1). »

§. 34. C'est sur cette place du Peyrou que les eaux d'une source qu'on nomme St.-Clément, arrivent par un aqueduc dont Arthur Young n'a point estimé l'étendue, mais qui est de 13,904 mètres, et qui alimente les fontaines publiques de la ville. Or, si l'on suppose avec de Parcieux, disait M. Poitevin, qu'un pouce d'eau peut suffire au besoin de mille habitans, la commune de Montpellier doit jouir, dans les temps même des plus grandes sécheresses, de la quantité nécessaire à la population actuelle (§. 32); car l'eau fournie par la fontaine a été trouvée de 80 à 90 pouces dans les basses eaux. Celle qui arrive au Peyrou est de 70 à 80 pouces, et l'eau nécessaire aux fontaines publiques, a été estimée environ 40 pouces seulement. Il est d'autant plus important,

(1) Voyage en France, in-8.°, 1793, t. 1, p. 116.

ajoute M. Poitevin, de conserver ces eaux que leur quantité en augmente le prix, et que l'analyse en démontre la bonté. Elles contribuent parfaitement à la cuisson des légumes. M. Chaptal qui les a d'ailleurs examinées sous tous les rapports, et avec la plus grande exactitude, les a comparées à celles des principaux lieux situés sur nos côtes. Les conséquences sont entièrement en faveur des eaux de St.-Clément; ce que faisait déjà présumer la position favorable de la source qui est située au nord-ouest de Montpellier, a environ neuf kilomètres.

§. 35. Si je considère cette ville en elle-même, je n'en vois guère en France après la capitale, qui, toutes choses étant égales d'ailleurs, puissent l'emporter sur elle par sa richesse et son éclat. Peu de villes sont véritablement plus riches, parce qu'il en est peu d'aussi avantageusement situées pour étendre sans cesse ses relations au dehors. Ses routes majestueuses (1), sa proximité

(1) Je ne connais rien, dit Arthur Young, qui puisse frapper davantage un voyageur, que les grandes routes du Languedoc; nous n'avons en Angleterre aucune idée de ces efforts de l'art: elles sont superbes et majestueuses; et si je pouvais me défaire du souvenir de la taxe injuste qui les paie, je voyagerais en admirant la magnificence déployée par les États de cette Province. — Voyage en France, t. 1, p. 115.

du

du port de Sète et du canal du midi, avec lequel elle communique par la rivière du Lez (§. 22), lui permettent d'exporter chez l'étranger ses productions territoriales, et celles de ses fabriques et de son industrie. Avant la révolution, l'exportation des vins par le seul port de Sète, s'élevait à dix-huit mille tonneaux de mer de quatre barriques; et celle des eaux-de-vie à quarante mille pièces.

§. 36. Après la fabrication des eaux-de-vie, la plus remarquable est celle des toiles et mouchoirs de coton. Cette fabrique est à l'instar de celle de Rouen, et ce sont les deux seules de ce genre qu'il y ait en France. Celle de Montpellier occupait avant la révolution douze à quinze mille ouvriers de tout sexe et de tout âge, dans les différentes manipulations qui comprennent depuis la filature jusqu'à la fabrication de l'étoffe. Elle fabriquait par an cent vingt mille douzaines de mouchoirs, cinq cent mille aunes de toiles de coton ou siamoises. Elle consommait environ chaque année six mille quintaux de coton. Cette fabrique prépare elle-même ses couleurs. Avant la révolution, elle teignait en rouge deux mille quintaux de coton, et approvisionnait en grande partie les fabriques du Béarn, de Rouen et de Cholet.

§. 37. La fabrique en impression sur laine, dont le produit s'appelle flanelle, est encore fixée entièrement à Montpellier. Le commerce des laines est lui même si considérable dans cette ville, que le terme moyen de la quantité de laines travaillées au Pont-Juvenal, dans les six dernières années qui ont précédé la révolution, s'élève à trente-cinq mille quintaux, et l'on fabriquait annuellement soixante mille couvertures. Nous possédons de nombreuses tanneries, qui ont l'inconvénient peut-être d'être trop près de la ville. Nous avons aussi des fabriques de cierges et de bougies, dont on porte le produit annuel à huit cent mille francs.

§. 38. J'ai cru qu'il entrait dans mon plan de donner ainsi, par extrait, l'aperçu de tous les genres de fabriques qui existent à Montpellier, et il en est encore qui lui appartiennent d'une manière spéciale, comme celles de la crême de tartre (tartrite acidule de potasse), de l'eau forte (acide nitreux), de l'huile de vitriol (acide sulfurique), du verdet (acétite de cuivre), et des parfums, etc. (1).

§. 39. Indépendamment du commerce qui

---

(1) *Voy.* Observations présentées au Gouvernement sur le commerce de la commune de Montpellier, le 8 fructidor an 5, in-4.°, de 38 pages.

fait fleurir cette cité, les Sciences y sont cultivées depuis long-temps, et l'instruction y est assez répandue. Montpellier a une Faculté de Médecine, dont la fondation remonte au 12.e siècle, d'après une bulle du cardinal Conrard (1), et qui a vu sortir de son sein des hommes doués d'un savoir si général et si solide, qu'elle a mérité l'honneur d'être appelée la moderne Épidaure, *Olim Cous, nunc Monspeliensis*, et enfin de posséder le buste antique d'Hippocrate (2). Cette École qui a perdu récemment les Fouquet et les Barthez, compte néanmoins

---

(1) Cette bulle, dit Astruc, dans ses Mémoires pour servir à l'Histoire de la Faculté de Montpellier, est datée du XVI avant les calendes de septembre, c'est-à-dire, du 15 d'août 1220. Suivant lui, elle doit être regardée comme le véritable établissement de la Faculté de Médecine de Montpellier. C'était auparavant, ajoute ce Professeur, un grand corps, à la vérité, et un corps fort ancien, comme nous avons vu; mais c'était un corps sans forme et sans ordre, et une École sans règle et sans discipline. Elle commença alors à prendre une forme réglée et à suivre des statuts établis par une autorité légitime. Pag. 17 et suivantes.

(2) L'inauguration de ce monument célèbre fut faite le 4 messidor an 9, dans la salle des actes, par feu M. de Barthez, qui prit, pour sujet de son Discours, LE GÉNIE D'HIPPOCRATE.

encore parmi ses Professeurs un homme couvert de palmes académiques ; et son Protecteur célèbre lui a donné tout le lustre possible pendant son ministère sous l'immortel NAPOLÉON. C'est à la munificence de M. Chaptal que la Faculté de Médecine doit la construction d'un amphithéâtre anatomique (1), l'accroissement considérable de sa bibliothèque (2), de son cabinet anatomique (3), et la création d'une chaire de clinique pour les maladies réputées incurables, dont l'enseignement est confié au Professeur Dumas. C'est à M. Chaptal que le Jardin des Plantes fondé sous Henri IV, par les soins généreux de Richer de Belleval, est redevable d'une serre magnifique ; et la ville lui doit l'établissement d'une École de Pharmacie qui occupe le local de l'ancienne

---

(1) La première pierre de cet édifice fut posée le 7 ventôse an 10, et l'inauguration en fut faite par M. Dumas, le 20 germinal an 12. *Voyez* son Discours sur les progrès futurs de la science de l'homme, in-4°.

(2) Le Professeur Prunelle a beaucoup secondé les vues bienfaisantes du Ministre, lorsqu'il était bibliothécaire de l'École de Médecine.

(3) Il y a sur-tout dans ce cabinet des anatomies en cire, exécutées par le Docteur Delmas, qui sont supérieures même à celles de Florence pour le coloris du dessin et l'exactitude anatomique.

Université. Montpellier avait encore une École de Droit, instituée par Nicolas IV, en 1289, qui n'a pas été conservée ; et la ci-devant Société Royale des Sciences, établie dans cette ville en 1706, comme une extension de celle de Paris, est remplacée par une Société libre de Sciences et Belles-Lettres, qui se livre aux mêmes travaux (1). Il s'est élevé, en l'an 11, une Société de Médecine, qui a donné le Recueil de ses Actes, et des Annales très-propres à répandre de plus en plus le goût de la Médecine d'observation (2). Une Société d'Agriculture va publier aussi le résultat de ses travaux (3). Nous avons enfin un Lycée et des Écoles secondaires où la jeunesse puise sa première instruction.

§. 40. Parmi les grands hommes qui honorent Montpellier, si l'on pouvait citer les vivans, les noms seuls de Cambacérès, de Daru, d'Albisson, de Nougarède, de Cambon, d'Estève et de Thibaud, suffi-

---

(1) On peut s'en convaincre par la lecture des Bulletins qu'elle publie, et qui forment déjà trois volumes in-8°.

(2) *Voyez* Actes de la Société de Médecine-Pratique de Montpellier, tom. 1.er, 1807, in-4°.

(3) Le premier Bulletin a paru le 15 juillet 1807, in-8°.

raient seuls pour illustrer le lieu qui les vit naître; mais nous devons nous arrêter aux hommes qui ne sont plus; et sous ce rapport, Draparnaud s'est acquis de si beaux titres à l'immortalité, que, tôt ou tard, son pays lui élevera une statue. Mais, outre ce génie extraordinaire (1), Montpellier compte encore des hommes d'un très-grand mérite, et l'on cite avec éloge les noms de Rosset, de l'abbé Fabre, de Roucher et de Bardon, comme Poètes ou Littérateurs; et ceux de Despeysses, de Bornier et de Crassous, comme Avocats. Bon, Plantade, Danyzy, de Ratte et Poitevin (2), méritent d'occuper

---

(1) *Voyez* l'Éloge historique de ce grand homme, par M. Baumes, dans le premier volume des Actes de la Société de Médecine-Pratique de Montpellier, tom. 1.er, 1807, in-4°.

On peut encore se faire une idée de l'influence du génie de cet homme célèbre, et de la part qu'il a eue dans la révolution philosophique qui s'est opérée en Médecine, au commencement de ce siècle, dans mon Mémoire couronné par la Société de Médecine de Toulouse, sur les Nomenclatures médicales, in-8.°, 1807, pag. 98.

(2) Personne n'a plus perdu que moi à la mort de cet Académicien illustre. Il m'honorait de son amitié; et l'intérêt qu'il mit à me faire entrer à la Société des Sciences, dans un temps où je n'avais aucun titre pour mériter tant d'honneur, prouve jusqu'à

un rang aussi distingué parmi les Physiciens, que les Richer de Belleval, les Magnol, les Rondelet, et les Broussonet parmi les Naturalistes. Ce n'est pas que ces derniers n'appartiennent également à la Médecine ; mais notre Art signale plus particulièrement les noms de Sanche, de Saporta, de Ranchin (1), de Chicoyneau, de Deydier, et sur-tout de Lapeyronie, qui fonda, en 1731, l'Académie de Chirurgie de Paris, et qui, n'oubliant point à ses derniers momens la ville où il

quel point je devais l'aimer comme un père. Et puisque le Ciel m'a ravi un si généreux Protecteur, qu'il me soit permis de me joindre à ceux qui l'ont connu, et qui le pleurent encore ! On trouvera l'Éloge de M. Poitevin dans le tom. 3 du Recueil des Bullet. publiés par la Société des Sciences et Belles-Lettres de Montpellier, in-8.°, 1809, p. 183. Cet Éloge, plein de chaleur et de sentiment, fut lu par M. Martin-Choisy, l'un des Secrétaires perpétuels de la Société des Sciences, dans la séance publique du 7 avril 1808.

(1) Ce Professeur, devenu Chancelier en 1605, fit construire un nouvel amphithéâtre à la place de l'ancien, bâti du temps de Rondelet, en 1556, qui tombait en ruine, et orna la grande Salle des Actes des Portraits des Professeurs qui y avaient enseigné la Médecine. Il fit réparer encore le Collége de Mende, fondé pour douze Écoliers en Médecine ; et ce qu'il y a de plus louable, c'est qu'il fit ces établissemens à ses frais. *Voy.* Astruc, ouvrage cité, pag. 257.

avait pris naissance, légua, par son testament, le tiers de ses biens à la Compagnie des Chirurgiens de Montpellier, et en régla l'emploi ainsi qu'il suit. Il ordonna la construction d'un amphithéâtre anatomique (1), où cinq Démonstrateurs et cinq Adjoints donneraient des leçons; et il affecta une somme aux Hospices, à condition qu'ils fourniraient un certain nombre de cadavres pour les dissections (2). Enfin Rivière, Fizes, Fournier, Pétiot et Fouquet, ont excellé dans l'exercice de la Médecine; et les Lafosse, et les Grimaud, ont d'autant plus de droits à la reconnaissance et à l'admiration de leur pays, qu'ils se sont distingués dans une carrière que personne en France n'avait parcourue avant eux; je veux parler de la Médecine légale et de la Physiologie. Grimaud a laissé deux Mémoires sur la Nutrition, un Cours complet de Fièvres et de Maladies chroniques, et des cahiers de

---

(1) L'édifice construit à Montpellier, avec les fonds laissés par Lapeyronie, y est connu sous le nom de St.-Côme. Il a été enlevé à la Société des Chirurgiens, comme bien national; la salle où était situé l'amphithéâtre, est devenue depuis peu la Bourse. *Voy.* Notice sur Montpellier, par M. Charles de Belleval, in-8.°, an 13.

(2) *Voy.* l'ouvrage cité de M. de Belleval.

Physiologie qui ont été cités avec éloge par un Professeur de Paris (1). Lafosse composa, sur l'affaire du malheureux Calas, un Mémoire qui fut envoyé à Liége pour y être imprimé sous ce titre: *Du Suicide, considéré relativement à la Médecine, avec un abrégé des rapports qu'on doit faire en justice* (2). L'impression fut commencée; mais quelques traits que l'auteur s'était permis, et qui parurent trop hardis dans un temps où la mémoire de Calas n'était pas encore réhabilitée, attirèrent à l'Imprimeur, de la part de ses supérieurs, une défense de continuer. Lafosse retira le manuscrit; et sentant son sujet s'agrandir, il voulut l'embrasser dans toute son étendue. Il forma donc le projet d'un Traité complet de Médecine légale, ouvrage qui lui paraissait intéresser également la Médecine, la Jurisprudence et l'humanité. Il le divisa

---

(1) *Voyez* Nouveaux Élémens de Physiologie, par M. Richerand, t. 1, p. cxxviii des prolégomènes.

(2) Il serait à désirer que les parens de M. Lafosse, qui vivent encore à Montpellier, fissent des recherches pour trouver un manuscrit qui paraît s'être égaré dans les anciens cartons de l'Académie, mais dont la découverte jetterait le plus grand jour sur une question médico-légale qui aurait fait seule la célébrité de Louis.

en cinq parties, dont il n'a achevé que les deux premières, qui traitent de la Médecine légale en général, et des Questions médico-légales relatives au droit criminel. Les trois autres parties devaient rouler sur les mêmes questions, relativement au droit civil, au droit politique ou économique, et enfin au droit canonique et aux usages religieux. La mort trop prompte de l'Auteur, arrivée à trente-trois ans, a pu seule nous priver du fruit de son travail, dont on trouvera cependant une partie dans les articles de Médecine légale qu'il a fait insérer dans le Supplément du Dictionnaire encyclopédique, avec quelques articles de Chimie, dont son amitié pour Venel, qui lui avait donné les premiers principes de cette Science, l'avait engagé à se charger (1).

§. 41. Sous le rapport des Beaux-Arts, Montpellier a vu naître également dans son sein des hommes qui ont laissé des ouvrages dignes d'attirer les regards des étrangers. Les Amateurs doivent visiter l'Observatoire où est placé un superbe télescope, présent de feu M. le maréchal de Biron, le dernier

(1) Éloge de Lafosse, par M. de Ratte, ass. publ. de l'Acad. de Montpellier, 30 décembre 1776, in-4°.

Gouverneur de la Province de Languedoc; le Cabinet d'Histoire Naturelle, et celui de Physique; l'Amphithéâtre de St.-Côme, où se tient la Bourse; l'Hôtel de la Préfecture que fit bâtir le Cardinal de Bonzy; le Palais de Justice; le Portail de l'Église de St.-Denis, et la Cathédrale de St.-Pierre, où l'on voit un Tableau représentant la chute de Simon le Magicien, peint par Bourdon, de Montpellier; l'École de Médecine, qui possède en bronze la Tête antique d'Hippocrate, et les Portraits des Professeurs qui y ont successivement enseigné (1). On visitera l'Hôpital St.-Éloy, qui est un des plus propres et des mieux tenus de l'Empire; l'Hôpital-Général (2) et son Église, où il y a un saint Jean l'Évangéliste, peint par feu M. Vien de Montpellier (3). L'Arc de triomphe

(1) On n'y a pas mis celui de Draparnaud, dont le nom cependant était fait pour illustrer l'École.

(2) Je suis surpris qu'une maison aussi riche, au sein d'une ville opulente, n'ait pas un tour pour recevoir les enfans naturels. Cependant un établissement semblable préviendrait beaucoup d'avortemens, et même des infanticides.

(3) Joseph-Marie Vien, Sénateur, Comte de l'Empire, Commandant de la Légion d'honneur, Membre de l'Institut, Professeur-Recteur des Écoles spéciales des Beaux-Arts, ci-devant Directeur de l'École de France à Rome, et premier Peintre du Roi, est mort à Paris

de la Porte du Peyrou, passe pour un chef-d'œuvre d'Architect. et on y remarquera avec plaisir deux reliefs allégoriques, dont l'un représente la révocation de l'Édit de Nantes, et l'autre la jonction de l'Océan et de la Méditerranée par le Canal du Languedoc. Ceux qui se plaisent à méditer, peuvent aller au Jardin des Plantes, et s'arrêter au lieu où le célèbre Young déroba dans cet asile solitaire un tombeau pour sa fille Narcissa. Montpellier possède des cendres qui sont encore plus chères, celles du Père de notre auguste Empereur !

---

le 22 mars 1809, à l'âge de quatre-vingt-treize ans. Sa pompe funèbre a eu lieu le 30 mars au Panthéon. Des députations du Sénat et de l'Institut, tous les Élèves de M. David, Élève lui-même de M. Vien, les Élèves de toutes les Écoles de France, se sont empressés d'assister à cette cérémonie touchante, et qu'un concours extraordinaire de toutes les classes de la société a rendue plus auguste et plus solennelle. En sortant de l'église, les coins du drap étaient portés par deux Sénateurs et par deux Peintres. Il y a eu deux Discours prononcés à cette occasion par des Ecclésiastiques. — *Le Véridique*, ou *Journal de l'Hérault*, 9 avril 1809, n.° 308.

M. Fontanel père a publié une Notice sur la vie et les chefs-d'œuvre de ce Peintre célèbre, dans le n.° 307 de ce même Journal, 6 avril 1809.

TROISIÈME SECTION.

Constitution physique et morale des habitans de Montpellier.

§. 42. Le titre de cette section annonce déjà par lui-même que je vais parler de la constitution physique et morale des habitans de Montpellier. Les *Montpellierais* ont le teint brun et les cheveux châtains ou presque noirs, le corps sec et nerveux, la stature variable, mais haute en général; plusieurs jouissent d'une complexion robuste, et ont beaucoup d'embonpoint. Les *Montpellieraises* ont la taille svelte et plus petite, et quoique brunes comme les hommes, elles ont de l'éclat dans la jeunesse, mais plus de grâces que de beauté. Le tempérament des uns et des autres est bilioso-sanguin.

§. 43. Si je suivais l'usage des *Topographes*, je devrais donner ici l'état nominatif des classes qui composent les Citoyens de Montpellier; mais comme, suivant moi, cette division n'est utile que pour mieux apprécier l'influence des constitutions médicales qui affectent plus particulièrement les hommes qui vivent sous un même ciel, et pour déterminer quelles sont les professions les plus favorables ou les plus contraires à la longévité ; cette division rentre nécessairement dans la seconde Partie de cet Ouvrage. On sent, en effet, qu'elle ne peut pas nous faire connaître la différence des mœurs et du génie des habitans d'une Cité, ni nous conduire à démêler encore ce qu'il y a d'originaire ou d'artificiel dans la nature actuelle de l'homme civilisé, et à juger de ce qui prédomine en lui du moral ou du physique. Il faut donc que notre esprit sépare les Citoyens en deux grandes classes, l'homme poli d'un côté, et le peuple de l'autre ; car ce qui distingue véritablement l'homme dans la société, est l'éducation et le génie : tout le reste n'est rien. Si cette division n'est nulle part aussi tranchante qu'à Montpellier, elle justifiera l'utilité des préceptes que je viens d'établir, et sur lesquels d'ailleurs j'insiste d'autant plus qu'on n'en trouvera l'idée dans aucun Traité de Topographie.

§. 44. Les *Montpellierais* sont les individus les plus impressionnables que je connaisse. Ils s'abandonnent à toutes les sensations qu'ils éprouvent, et la mobilité qui fait la base de leur caractère, devient la règle de leur conduite, et détermine leurs mœurs. Ces mœurs sont en effet, pour celui qui les observe, un mélange de rudesse et de douceur, d'attachement et d'inconstance, de jugement et de folie, et le plus grand amour de soi. Et ce tableau est applicable généralement aux deux classes, parce que les Historiens n'ont qu'un sentiment sur ce point. Je vais citer quelques passages de leurs écrits, et choisir même les plus récens.

§. 45. « Les individus de Montpellier » ont un caractère à eux, qui les distingue » des habitans de la plupart des autres dé» partemens. Ils sont en général spirituels, » intelligens, gais, vifs, pleins d'imagi» nation, peu appliqués, colères et pa» resseux. On ne peut pas douter de leur » peu d'application si l'on considère qu'avec » tout ce qu'il faut pour réussir dans les » Arts, et dans les Sciences, ce pays n'a » pas fourni autant de grands hommes ou » d'Artistes qu'on avait droit de l'attendre » de l'heureux génie de ses habitans. Si la » nature les avait moins favorisés, ils sen» tiraient sans doute mieux le prix de l'étude. » Mais le travail les ennuie bien plus qu'il » ne les fatigue. Ils sont ennemis de toute » espèce d'assujétissement. Les premiers » mouvemens de leur colère sont violens ; » mais ils s'appaisent bientôt : ils n'ont pas » de fiel, et conservent rarement le sou» venir d'une offense. Leur imagination est » très-active et seconde leur gaîté. Le » moindre événement un peu remarquable,

» ou qui offre quelque aliment à la plai-
» santerie, est rappelé dans des chansons
» patoises, dont quelques-unes ne manquent
» pas de sel. Ils aiment le chant et la danse
» à la folie, et ils sont bien organisés pour
» cela. Le hautbois, accompagné d'un petit
» tambour, est leur instrument favori dans
» les fêtes et les danses, et dès que le son
» s'en fait entendre dans les rues, les
» hommes et les femmes y accourent de
» tous les points..... Cet attrait pour la
» danse et le chant, paraît commun à toutes
» les classes; et néanmoins on ne trouve
» pas à Montpellier cette politesse dans les
» manières, qui distingue les habitans de la
» Capitale, et de quelques autres grandes
» villes. Cependant les mœurs des habitans
» sont douces; mais ils sont vifs et incons-
» tans. L'idiome vulgaire annonce même
» la trempe de leur ame; il est flexible,
» moins propre à peindre les passions fortes
» que les legères émotions de l'ame; et il
» tient le milieu entre l'accent traînant des
» Marseillais et l'accent dur des habitans
» de l'Aveyron. »

§. 46. Parmi les coutumes particulières à Montpellier, j'ai remarqué sur-tout deux danses populaires, les Treilles et le Chevalet, qui, par la foule qu'elles attirent et la manière dont on les exécute, montrent jusqu'à quel

quel point la joie et le plaisir font, dans ce pays, les délices du peuple. Ce penchant, au reste, domine toutes les classes, et il ne faut, pour s'en convaincre, qu'avoir vu une fois tous les genres de folie et de gaîte auxquels on se livre à l'époque du Carnaval, et à la Fête-Dieu. La Gymnastique n'offre plus des jeux graves et sérieux. Celui du Mail qui paraissait, dit M. Poitevin, appartenir en quelque sorte à la ville de Montpellier, par un goût exclusif, est presque abandonné. Il observe même qu'il y avait anciennement quatre jeux de Paume, et qu'il n'y en a plus aujourd'hui.

§. 47. Le luxe est riche à Montpellier, et brille dans toutes les classes. Le moindre artisan a de l'argenterie. La plupart des femmes d'un état médiocre, portent des chaînes et des brasselets en or ou en argent. Le costume des jeunes filles est propre et élégant. Celui des personnes d'un rang plus élevé est riche; on y observe beaucoup de propreté, de simplicité, et de décence, même une certaine dignité peu ordinaire dans les autres villes de Province. L'humidité de l'air, ou le vent du sud (appelé le marin), qui y règne fréquemment, est cause que l'on ne voit presque point de femmes aller nu-tête.

§. 48. Si l'on n'a point perdu de vue les qualités du terrein du District de Montpellier

(§. 20), les productions variées qui y abondent (§. 26), la population nombreuse qui l'habite (§. 32), et le tempérament particulier des individus (§. 42), on peut juger d'avance de la consommation des alimens et des qualités du régime. M. Poitevin a observé que les gens de la campagne, dont le genre de vie est uniforme, et qui font un grand nombre de repas, consomment beaucoup. La quantité moyenne de grains assignée dans une ferme à chaque individu de cette classe, est de $4\frac{2}{10}$ hectolitres, moitié froment et moitié de seigle par année, et de $1\frac{4}{5}$ litre de vin par jour. Cette dernière quantité est réduite à moitié pendant l'hiver; mais ces déterminations, qui servent depuis un temps immémorial à régler des marchés faits avec ces ouvriers, sont au-dessous du taux de la consommation réelle et prise en masse, parce que les salaires sont employés en grande partie à des supplémens de nourriture, et principalement en vin, qui est la boisson favorite du peuple. Je trouve encore dans le Mémoire statistique, que l'on boit, année commune, à Montpellier, environ dix mille muids de vin *intrà muros*, sans compter celui qui se boit hors des murs. La consommation des alimens est également prodigieuse ; de sorte que les *Montpellierais* passent pour grands buveurs et grands mangeurs ; remarque très-importante pour le traitement des maladies, ainsi que l'a dit Hippocrate dans son Traité célèbre de l'air, des eaux et des lieux (1), et dans ses Aphorismes même, où il ajoute qu'il faut accorder quelque chose à la coutume, à l'âge, à la saison et au pays (2). Si l'on considère ensuite que les vins du Languedoc sont les plus spiritueux de la France, que les alimens abondent en sucs nutritifs, et que l'aisance à-peu-près règne dans toutes les familles, on reconnaîtra dans le régime des Citoyens de Montpellier les qualités chaudes et sèches que nous avons trouvées dans leur tempérament.

§. 49. Mais ce n'est point assez de ces considérations philosophiques, il faut de plus chercher dans le climat s'il est en rapport avec l'état physique et moral des hommes qui l'habitent ; déterminer la part qu'il a sur l'organisation, et voir jusqu'à quel point il l'influence ou il la modifie. Pour obtenir cet heureux résultat, il est essentiel de dis-

---

(1) Le Médecin doit examiner le genre de vie et le régime auquel les habitans se plaisent davantage ; savoir s'ils sont grands buveurs et grands mangeurs, etc. P. 5, t. 1, ouvrage cité.

(2) *Voy*. Aphorisme 17 de la première section.

tinguer dans le climat les saisons célestes des saisons physiques (1), et présenter une suite d'observations exactes de Météorologie, afin que les conséquences que l'on en tire puissent frapper tous les esprits. Je vais placer ici ces Tables météorologiques, et commencer par les saisons celestes du climat de Montpellier.

QUATRIÈME SECTION.

CLIMAT DE MONTPELLIER.

Saisons célestes.

§. 50. J'appelle saisons célestes, avec M. Mentelle, celles qui sont dues à la position géographique du Globe, par la chaleur excessive du Soleil. Elles se règlent uniquement sur le retour constant des mêmes positions respectives du Soleil et de la

---

(1) Cette division ne m'appartient point ; mais je suis le premier qui en aie fait une application directe à l'étude importante des constitutions médicales. Fouquet lui-même n'en a rien dit dans ses Observations sur la constitution des six premiers mois de l'an 5. Je cite particulièrement cet Ouvrage, parce qu'il m'a paru du moins, en le lisant, que l'Auteur s'est épuisé pour y montrer la généralité de ses connaissances. C'est tout Fouquet.

Terre. Cette définition est d'autant plus juste que, me proposant de traiter séparément des saisons physiques, on ne sera pas surpris que je ne considère ici le climat de Montpellier que par la température qui lui est propre, et que je donne conséquemment une division particulière aux Tables météorologiques qui m'ont été fournies par un des premiers Praticiens de la ville, M. Méjan. Les observations de ce Médecin laborieux et éclairé forment une série de douze années consécutives, et se composent de cent quarante-quatre Tableaux. Je réduis ces Tableaux à quinze pour les saisons célestes, parce qu'on y trouvera les documens nécessaires pour fixer l'échelle thermométrique du climat de Montpellier. Voici l'ordre et la distribution de ces Tableaux.

OBSERVATIONS MÉTÉOROLOGIQUES faites à Montpellier pendant chaque mois de l'an 3.

MOIS.	Thermomèt.		Baromètre.				État du ciel. Nomb. de j.		Météores ign. Nomb. de j.	
	Max.	Min.	Max.		Min.		Beaux	Couv.	Tonn.	Grêle.
	D.	D.	P.	L.	P.	L.	J.	J.		
Vend.	16	8	28	7	28	1	10	5	»	»
Brum.	14	5	28	6	27	11	[illegible]	7	»	»
Frim.	11 $\frac{1}{2}$	$\frac{0}{1}$ $\frac{1}{2}$	28	9	27	11	11	11	»	»
Niv.	6	$\frac{0}{6}$	28	10	27	8	9	11	»	»
Pluv.	10	$\frac{0}{6}$	28	9	27	10	7	7	»	»
Vent.	12	$\frac{0}{1}$	29		28	1	6	6	1	»
Germ	14 $\frac{1}{2}$	4	28	11	28	3	14	7	»	»
Flor.	19	8	28	9	28	2	9	2	1	»
Prair	20 $\frac{1}{2}$	11	28	9	28	3	12	5	6	»
Mess.	20 $\frac{1}{2}$	11 $\frac{1}{2}$	28	9	28	3	17	4	2	»
Ther	23 $\frac{1}{2}$	13	28	10	28	4	16	2	2	»
Fruc. et Jours Comp.	20	13 $\frac{1}{2}$	28	10	28	6	19	3	1	»

N.° II.

OBSERVATIONS MÉTÉOROLOGIQUES faites à Montpellier pendant chaque mois de l'an 4.

MOIS.	Thermomèt.		Baromètre.				État du ciel. Nomb. de j.		Météores ign. Nomb. de j.	
	Max.	Min.	Max.		Min.		Beaux	Couv.	Tonn.	Grêle.
	D.	D.	P.	L.	P.	L.				
VEND.	18 ½	10	28	10	28	3	9	13	3	»
BRUM.	14	$\frac{0}{2}$	28	11	28	2	12	6	»	»
FRIM.	11	3	28	11	28	1	12	11	»	»
NIV.	12	2	29	1	28	3	14	6	»	»
PLUV.	11 ½	2 ½	29		28	1	9	8	»	»
VENT.	9 ½	2	29	½	28	½	6	10	»	»
GERM.	14 ½	3 ½	28	9	28	2	18	3	»	»
FLOR.	16 ½	8	28	9	27	11	10	2	3	»
PRAIR.	20	10	28	10	28	4	10	7	2	»
MESS.	20 ½	13	28	9	28	4	14	2	3	»
THER.	23 ½	14	28	8	28	5	20	3	1	»
FRUC. et JOURS COMP.	22	13 ½	28	10	28	4	17	6	2	»

N.° III.

OBSERVATIONS MÉTÉOROLOGIQUES faites à Montpellier pendant chaque mois de l'an 5.

MOIS.	Thermomèt.		Baromètre.				État du ciel. Nombr. de j.		Météores ign. Nomb. de j.	
	Max.	Min.	Max.		Min.		Beaux.	Couv.	Tonn.	Grêle.
	D.	D.	P.	L.	P.	L.				
VEND.	18 $\frac{1}{2}$	8	28	9	28	5	8	3	5	»
BRUM.	11 $\frac{1}{2}$	4 $\frac{1}{2}$	28	10	28	2	9	12	1	»
FRIM.	10 $\frac{1}{2}$	$\frac{0}{3}$	29	$\frac{1}{2}$	28	5	7	14	»	»
NIV.	10	$\frac{0}{1}$	29	1	27	11	6	6	»	»
PLUV.	9 $\frac{1}{2}$	0	29	2	28	6	16	6	»	2
VENT.	8	2	29	1	28	$\frac{1}{2}$	11	7	»	»
GERM.	15	2	29	1	27	11	5	6	1	1
FLOR.	16 $\frac{1}{2}$	8 $\frac{1}{2}$	28	9	28	2	13	5	2	»
PRAIR.	20	9	28	9	28	4	11	6	1	»
MESS.	25 $\frac{1}{2}$	11 $\frac{1}{2}$	28	9	28	3	10	1	2	»
THER.	24	18	28	8	28	4	17	»	»	»
FRUC. et JOURS COMP.	25	10	28	9	28	4	11	4	3	»

N.° IV.

OBSERVATIONS MÉTÉOROLOGIQUES faites à Montpellier pendant chaque mois de l'an 6.

MOIS.	Thermomèt. Max.	Thermomèt. Min.	Baromètre. Max.		Baromètre. Min.		État du ciel. Nomb. de j. Beaux	État du ciel. Nomb. de j. Couv.	Météores ign. Nomb. de j. Tonn.	Météores ign. Nomb. de j. Grêle.
	D.	D.	P.	L.	P.	L.	J.	J.		
VEND.	15	7	28	9	28	2	9	3	3	2
BRUM.	13	4	29		28		14	8	»	»
FRIM.	12	3	29		28	2	7	7	»	»
NIV.	12	$\frac{0}{1}$	29	1	28	1	10	1	»	»
PLUV.	10	0	29	1	28	3	19	2	»	»
VENT.	10	1	29	1	27	10	7	7	»	»
GERM	13 $\frac{1}{2}$	3	28	11	28	1	8	5	2	1
FLOR.	18	8	28	10	28	2	9	8	4	»
PRAIR.	20 $\frac{1}{2}$	11	28	10	28	5	10	6	»	»
MESS.	23	13	28	9	28	3	12	1	1	»
THER.	24 $\frac{1}{2}$	13 $\frac{1}{2}$	28	8	28	4	14	1	1	»
FRUC. et JOURS COMP.	23 $\frac{1}{2}$	12	20	10	28	5	18	5	3	»

N.° V.

OBSERVATIONS MÉTÉOROLOGIQUES faites à Montpellier pendant chaque mois de l'an 7.

MOIS.	Thermomèt.		Baromètre.				État du ciel. Nomb. de j.		Météores ig. Nomb. de j.	
	Max.	Min.	Max.		Min.		Beaux	Couv.	Tonn.	Grêle.
	D.	D.	P.	L.	P.	L.	J.	J.		
VEND.	17	8	28	11	28		15	3	1	»
BRUM	$13\frac{2}{1}$	$3\frac{1}{2}$	28	11	28	2	4	13	1	1
FRIM.	11	1	28	10	27	9	5	8	»	»
NIV.	4	$\frac{2}{7}$	29	1	28	5	19	1	»	»
PLUV.	13	1	29	1	27	11	5	6	»	»
VENT.	12	2	29	1	28	2	10	5	»	»
GERM.	13	$3\frac{1}{2}$	28	10	28		3	8	1	1
FLOR.	$14\frac{1}{2}$	$6\frac{1}{2}$	28	9	28	2	5	5	»	2
PRAIR.	$18\frac{1}{2}$	11	28	10	28	4	14	»	2	»
MESS.	24	$13\frac{1}{2}$	28	10	28	4	17	1	2	1
THER.	23	13	28	9	28	4	10	2	»	»
FRUC. et JOURS COMP.	$19\frac{1}{2}$	$12\frac{1}{2}$	28	11	28	3	14	3	1	»

N.° VI.

OBSERVATIONS MÉTÉOROLOGIQUES faites à Montpellier pendant chaque mois de l'an 8.

MOIS.	Thermomèt.		Baromètre.				État du ciel. Nomb. de j.		Météores ign. Nomb. de j.	
	Max.	Min.	Max.		Min.		Beaux	Couv.	Tonn.	Grêle.
	D.	D.	P.	L.	P.	L.	J.	J.		
VEND.	18 $\frac{1}{2}$	7	28	10	28	5	6	7	1	»
BRUM.	13	4 $\frac{1}{2}$	29	$\frac{1}{2}$	28	2	6	10	»	»
FRIM.	11	$\frac{0}{3}$ $\frac{1}{2}$	29	$\frac{1}{2}$	27	11	5	12	»	»
NIV.	10	$\frac{0}{5}$ $\frac{1}{2}$	29	2	28	2	6	10	»	»
PLUV.	9	2	29	1	28	3	7	6	»	»
VENT.	12	$\frac{0}{\frac{1}{2}}$	28	9	27	11	8	9	»	»
GERM.	14 $\frac{1}{2}$	4	29		28	3	8	6	»	»
FLOR.	16 $\frac{1}{2}$	9	28	10	28	5	6	11	4	»
PRAIR.	19 $\frac{1}{2}$	10	28	9	28	4	9	4	»	»
MESS.	25 $\frac{1}{2}$	13	28	10	28	7	19	»	5	»
THER.	24 $\frac{1}{2}$	17	28	10	28	7	24	»	2	»
FRUC. et JOURS COMP.	23 $\frac{1}{2}$	12	28	11	28	1	9	5	5	1

N.° VII.

OBSERVATIONS MÉTÉOROLOGIQUES faites à Montpellier pendant chaque mois de l'an 9.

MOIS.	Thermomèt.		Baromètre.				État du ciel. Nomb. de j.		Météores ign. Nomb. de j.	
	Max.	Min.	Max.		Min.		Beaux	Couv.	Tonn.	Grêle.
	D.	D.	P.	L.	P.	L.	J.	J.		
VEND.	17 ½	8	29	½	28	½	11	3	»	»
BRUM.	13	4	28	11	28	3	9	6	»	»
FRIM.	10 ½	2	29	½	28	1	3	10	»	»
NIV.	11 ½	3 ½	29	1	28	7	2	9	»	1
PLUV.	11 ½	$\frac{2}{4}$	29	1	28	2	6	4	1	»
VENT.	15 ½	5	29	2	28	5	6	3	»	»
GERM	15 ½	4 ½	29	½	28	5	5	6	»	»
FLOR.	20	10	28	11	28	6	9	6	1	»
PRAIR	23	11	28	11	28	4	6	2	4	»
MESS.	23	14 ½	29		28	6	4	2	2	»
THER	24	16	28	10	28	5	10	3	3	»
FRUC. et JOURS COMP.	24	11 ½	28	11	28	5	9	5	2	»

N.° VIII.

OBSERVATIONS MÉTÉOROLOGIQUES faites à Montpellier pendant chaque mois de l'an 10.

MOIS.	Thermomèt.		Baromètre.				État du ciel. Nombr. de j.		Météores ign. Nomb. de j.	
	Max.	Min.	Max.		Min.		Beaux	Couv.	Tonn.	Grêle.
	D.	D.	P.	L.	P.	L.	J.	J.		
Vend.	20	9	28	11	27	8	7	5	»	»
Brum.	15	5	28	8	27	8	6	7	3	»
Frim.	11 ½	$\frac{0}{1}$	28	4	27	6	3	8	»	»
Niv.	11 ½	$\frac{0}{5}$ ½	28	3	27	4	10	6	»	»
Pluv.	8 ½	1	28	6	27	8	7	4	1	»
Vent.	15	2 ½	28	3	27	7	7	10	»	»
Germ.	16	6 ½	28	3	27	10	12	2	»	»
Flor.	17	7	28	2	27	9	10	3	2	»
Prair.	21 ½	11 ½	28	10	27	10	9	2	3	1
Mess.	25	12	28	1	27	9	13	1	4	1
Ther.	25	15	28	1	27	10	11	2	»	»
Fruc. et Jours Comp.	23 ½	14	28	10	27	10	14	4	4	»

N.° IX.

OBSERVATIONS MÉTÉOROLOGIQUES faites à Montpellier pendant chaque mois de l'an 11.

MOIS.	Thermomètre.		Baromètre.				État du ciel. Nomb. de j.		Météores ign. Nomb. de j.	
	Max.	Min.	Max.		Min.		Beaux	Couv.	Tonn.	Grêle.
	D.	D.	P.	L.	P.	L.	J.	J.		
VEND.	17 ½	3	28	1	27	10	15	»	1	»
BRUM.	15	1 ½	28	1	27	6	6	3	1	»
FRIM.	11 ½	1	28	2	27	7	10	2	»	»
NIV.	10 ½	1	28	1	27	2	1	9	4	2
PLUV.	9	¾	28	4	27	6	14	2	1	»
VENT.	12 ½	1	28	5	27	7	12	2	1	»
GERM.	16 ½	7	28	5	27	10	9	5	1	»
FLOR.	16 ½	7	28	1	27	8	11	1	»	»
PRAIR.	26	7 ½	28	1	27	10	11	2	2	»
MESS.	26 ¾	13 ½	28	1	27	10	15	»	1	»
THER.	26 ¾	17	28	½	27	10	12	2	6	»
FRUC. et JOURS COMP.	24	12	28	2	27	10	18	2	2	»

N.° X.

OBSERVATIONS MÉTÉOROLOGIQUES faites à Montpellier pendant chaque mois de l'an 12.

MOIS.	Thermomèt. Max.	Thermomèt. Min.	Baromètre. Max.		Baromètre. Min.		État du ciel. Nomb. de j. Beaux	État du ciel. Nomb. de j. Couv.	Météores ign. Nomb. de j. Tonn.	Météores ign. Nomb. de j. Grèle.
	D.	D.	P.	L.	P.	L.	J.	J.		
Vend.	16	6 ½	28	2	27	8	15	6	»	»
Brum.	13 ½	3 ½	28	3	27	6	4	14	»	»
Frim.	12	$\frac{0}{1}$	28	5	27	6	9	7	»	»
Niv.	12	2	28	3	27	9	2	5	»	»
Pluv	11	$\frac{0}{1}\frac{1}{2}$	28	5	27	7	9	3	»	»
Vent.	11	$\frac{0}{2}$	28	5	27	8	9	12	2	1
Germ	14	5	28	3	27	6	7	8	2	»
Flor.	18	5	28	1	27	9	10	7	3	»
Prair	24	13 ½	28	2	27	9	26	»	»	»
Mess.	26	15	28	2	27	8	12	2	4	»
Ther	22 ½	13	28	½	27	7	9	6	5	»
Fruc. et Jours Comp.	21 ½	14	28	1	27	10	21	»	2	»

N.° XI.

OBSERVATIONS MÉTÉOROLOGIQUES faites à Montpellier pendant chaque mois de l'an 13.

MOIS.	Thermomèt. Max.	Thermomèt. Min.	Baromètre. Max.		Baromètre. Min.		État du ciel. Nomb. de j. Beaux	État du ciel. Nomb. de j. Couv.	Météores ign. Nomb. de j. Tonn.	Météores ign. Nomb. de j. Grêle.
	D.	D.	P.	L.	P.	L.	J.	J.		
Vend.	19	6 ½	28	3	29	9	13	7	2	»
Brum.	13 ½	5 ½	28	4	27	7	6	12	»	»
Frim.	11	0 / ½	28	3	27	6	13	8	»	»
Niv.	10	1	28	4	27	5	5	13	1	2
Pluv.	9	1	28	3	27	4	9	9	1	1
Vent.	13	3	28	4	27	9	13	5	»	»
Germ.	13	1 ½	28	2	27	7	7	1	2	»
Flor.	17	7 ½	28	1	27	8	11	4	3	1
Prair.	19	10	28	1	27	7	18	4	4	»
Mess.	23	13	28	½	27	10	11	1	1	»
Ther.	23 ½	15	28	½	27	9	19	»	3	»
Fruc. et Jours Comp.	23	13	28	1	27	9	16	2	1	»

N.° XII.

OBSERVATIONS MÉTÉOROLOGIQUES faites à Montpellier pendant chaque mois de l'an 14.

MOIS.	Thermomèt.		Baromètre.		État du ciel. Nomb. de j.		Météores ig. Nomb. de j.	
	Max.	Min.	Max.	Min.	Beaux	Couv.	Tonn.	Grêle.
	D.	D.	P. L.	P. L.	J.	J.		
VEND.	16 ½	5	28 2	27 8	10	2	»	»
BRUM	14	3	28 5	27 7	11	11	»	»
FRIM.	11	$\frac{0}{1}$ ½	28 11	27 8	9	9	»	»
NIV.	11 ½	1	28 4	27 5	6	5	»	»
PLUV.	12	1 ½	28 2	27 5	7	9	»	»
VENT.	13	0	28 3	27 6	10	4	3	1
GERM.	14	5	28 3	27 6	5	5	1	1
FLOR.	17	6	28 2	27 8	6	7	»	»
PRAIR.	24 ½	11 ½	28 1	27 8	5	5	4	1
MESS.	24 ½	13	28 1	27 9	15	3	2	»
THER.	24	15	28 1	27 9	6	3	6	»
FRUC. et JOURS COMP.	21	12	28 2	27 8	10	4	4	»

N.° XIII.

TABLEAU GÉNÉRAL des Observations météorologiques, faites à Montpellier depuis l'an 3 jusqu'à l'an 14 inclusivement.

Ann.	Jours de la plus grande chaleur	Jours du plus grand froid.	Thermomèt. Maximum.	Thermomèt. Minimum.	Jours de la plus grande élévat.	Jours de la plus petite élévat.	Baromètre. Maximum. P.	Baromètre. Maximum. L.	Baromètre. Minimum. P.	Baromètre. Minimum. L.
III.	21 Ther.	28 Niv.	23½	$\frac{0}{6}$	30 Vent.	5 Niv.	29		27	8
IV.	4 Ther.	27 Brum.	23½	$\frac{0}{2}$	23 Niv.	11 Flor.	29	1½	27	11½
V.	4 Ther.	21 Frim.	24	$\frac{0}{3}$	23 Pluv.	6 Niv.	29	2	27	11
VI.	24 Ther.	23 Niv.	24½	$\frac{0}{1}$	6 Niv.	29 Vent.	29	1½	27	10
VII.	19 Mess.	6 Niv.	24	$\frac{0}{7}$	13 Niv.	3 Frim.	29	1½	27	9½
VIII.	30 Mess.	8 Niv.	25½	$\frac{0}{5\frac{1}{2}}$	11 Niv.	12 Frim.	29	2	27	11
IX.	3 Ther.	23 Pluv.	24	$\frac{0}{4}$	12 Vent.	19 Vend.	29	2	28	½
X.	22 Mess.	27 Niv.	25	$\frac{0}{5\frac{1}{2}}$	6 Vend.	21 Niv.	28	11½	27	4
XI.	24 Mess.	24 Pluv.	26¾	$\frac{0}{4}$	9 Vent.	20 Niv.	28	5	27	2
XII.	17 Mess.	12 Vent.	26	$\frac{0}{2}$	19 Pluv.	19 Brum.	28	5½	27	6
XIII.	25 Ther.	28 Frim.	23½	$\frac{0}{1\frac{1}{2}}$	22 Vent.	1 Pluv.	28	4½	27	4
XIV.	23 Prair.	27 Frim.	24½	$\frac{0}{1\frac{1}{2}}$	24 Frim.	22 Niv.	28	11	27	5

N.o XIV.

***DEGRÉ** de chaleur moyenne de chaque mois, observée à Montpellier par M. Thomas* **MÉJAN**, *depuis l'an 3 jusqu'à l'an 14 inclusivement.*

Années	Vend.	Brum.	Frim.	Nivôs.	Pluv.	Vent.	Germ.	Flor.	Prair.	Mess.	Therm.	Fruct.	Chal. m. de l'ann.
III.	12	9	6	1½	4	5	9	13	15	16	18	17	10½
IV.	14	9	7	7	7	4½	9	12	15	16½	18	17½	11
V.	13	8	4½	6	5½	6	9	12	15	17½	20	17½	11½
VI.	11½	9	7½	5	4½	6½	8	13	16	18	18	17	11
VII.	12	9½	6½	1	6½	7½	8	10	15	18	18	16	10½
VIII.	13	10	6	4	6	6	9½	13	15	19	20	17½	11½
IX.	12½	9	6½	7½	5	10	10	15	17	19	20	18½	12
X.	14	9	6	3	5	7½	11	12	16½	18½	20	18½	11½
XI.	14	9	7	6	5	6	11	11½	17	19	21	17	11½
XII.	12½	9½	6½	7	5	5½	9	13	17	19	17	18	11½
XIII.	12	10	6	6	5	8	8	12	15½	17	16	17	11
XIV.	12	9	5	6	7	6	9½	11½	18	20	19½	16½	11½

Différence de la chaleur moyenne du matin à celle du soir de chaque mois, par Jacq. **Poitevin.**

5 4	4 2	3 9	3 7	4 1	6 3	6 1	6 2	6 7	6 8	7 7	5 8

N.° XV.

TABLEAU de la durée des plus grands froids de chaque mois, depuis l'an 3 jusqu'à l'an 14 inclusiv.

Années.	Frim.	Nivôse	Pluv.	Vent.	Total des jours.
III.	1	17	2	1	21
IV.	»	»	»	8	8
V.	7	6	1	»	14
VI.	»	6	3	»	9
VII.	»	19	»	»	19
VIII.	4	11	»	»	15
IX.	»	»	4	»	4
X.	1	11	»	»	12
XI.	»	»	13	»	13
XII.	1	»	5	1	7
XIII.	1	»	»	»	1
XIV.	1	»	»	1	2
Totalité.	16	70	28	11	125

§. 52. Je viens d'exposer sous les yeux quatre ordres de Tableaux. Le premier contient, de mois en mois, le résumé des Observations météorologiques, faites jour par jour à Montpellier, par M. le Docteur Méjan, pendant une période de douze années. Le second présente d'un coup d'œil le Tableau général de ces Observations; et le troisième indique les degrés de la chaleur moyenne de chaque année, depuis l'an 3 jusqu'en l'an 14. Ces Tableaux paraissent bien suffire pour connaître tous les degrés de température; mais comme il est impossible de donner une division des saisons, sans parler des grands froids, et sans déterminer leur durée, le Tableau n.° XV devenait nécessaire et ne laisse rien à désirer. Et quoique ce Tableau appartienne également aux saisons physiques, il se lie néanmoins avec les saisons célestes, puisqu'il peut faire juger quelle est la température qui règne dans un pays.

§. 53. Si j'examine en détail ces Observations météorologiques, et que je m'arrête, par exemple, au premier ordre de Tableaux, je vois qu'il règne à Montpellier une élévation à-peu-près constante et assez haute dans la température de chaque mois. Cela est sur-tout dans les numéros II, IV, VII, X et XII, puisque le mercure, pendant ces cinq années, s'est toujours élevé au-dessus du tempéré. Il ne s'en faut que d'un mois pour les années 3, 8, 11 et 13, et de deux mois seulement en l'an 5. Je juge encore, par le Tableau n.° VII, que les chaleurs commencent à Montpellier au mois de ventôse, et les numéros I, VII et X prouvent qu'elles sont déja grandes en floréal. Le mercure est monté à 26 degrés en prairial an 11, et il s'élève jusqu'à 30 en été. Les chaleurs, durant cette saison, sont très vives; elles se prolongent même en automne, et se soutiennent jusqu'à la fin de brumaire, depuis 12 jusqu'à 15 degrés. Aussi cette période d'une chaleur douce et soutenue, est généralement si constante dans ce pays, qu'elle porte le nom de petit été de Saint-Martin. D'où je conclus que les chaleurs règnent bien à Montpellier les trois-quarts de l'année, ou neuf mois révolus.

§. 54 M. Mourgue, qui a publié le résultat des Tables méteorologiques qu'il a dressées sous le même climat, pendant quatorze années, depuis 1772 à 1785 inclusivement; M. Mourgue, dis-je, fait commencer l'hiver au 1.er décembre, le printemps au 1.er mars, l'été au 1.er juin, et l'automne au 1.er septembre (1). On reconnaît dans cette division

(1) Essai de Statistique, an 9, in-8.°, pag. 75.

que l'hiver, le printemps et l'été répondent à frimaire, ventôse et floréal, ainsi que nous l'avons déduit de nos observations particulières. Cependant il y a cette différence essentielle à noter, qu'en accordant à l'hiver un règne de trois mois (frimaire, nivôse et pluviôse), le printemps, suivant nous, ne dure que deux mois; l'été cinq, et l'automne deux; et nous confirmons au contraire, par cette division des saisons, que les six mois consécutifs du milieu de l'année, comme l'avait encore observé M. Mourgue, sont véritablement ceux des plus fortes chaleurs.

§. 55. Mais l'hiver qui règne à Montpellier, en faisant abstraction des saisons physiques (§. 52), n'est pas rigoureux, et ne dure jamais trois mois. Pour prouver ces deux points, il suffit de consulter le second ordre de Tableaux, qui offre en abrégé les résultats les plus généraux des Tables qui le précèdent. Le n.° XIII indique en effet que, dans les plus grands froids, le mercure est descendu une fois à 7 degrés au-dessous du terme de congélation, et que le terme moyen des douze années se borne à 3 degrés. Cette opération finie, je passe au n.° XV; et je vois d'un coup-d'œil, que le plus long hiver est de vingt-un jours à Montpellier, et que sa durée moyenne est de dix. Les plus longs froids ont duré dix-neuf jours de suite dans le mois de nivôse an 7; mais ils ne se firent sentir que les 2, 4, 5, 6, 7, 10, 11, 14, 18 et suivans de ce mois. Ceux de l'an 3 arrivèrent également dans le mois de nivôse, et durèrent dix-sept jours; mais ils éprouvèrent une intermittence de neuf jours, depuis le 13 jusqu'au 23. Le Soleil brilla d'ailleurs pendant dix-neuf jours dans le courant du mois, et neuf jours furent purs et sereins depuis le matin jusqu'au soir. On est donc fondé dans ce pays à se plaindre de la rigueur de l'hiver, lorsque les froids se prolongent au-delà d'une semaine. Cette plainte est justifiée par le Journal des faits que nous avons sous les yeux. Qu'on s'y arrête encore, et l'on verra qu'il y a eu quatre mois d'hiver à Montpellier dans une période de douze années consécutives, et un mois seulement en six ans. Le thermomètre n'est descendu que deux fois en l'an 14; la première à un degré et demi au-dessous de zéro, le 27 frimaire; et la deuxième à zéro, le 17 ventôse; et il s'éleva de six degrés le même jour. Enfin dans tout le cours de l'an 13, le mercure s'est arrêté à un demi-degré au-dessous de zéro. Peu de pays jouissent donc, comme Montpellier, d'un hiver plus court et en même temps plus doux. Mais le ciel répond-il à cette température?

§. 56. M. Mourgue a consigné dans son Essai de Statistique, qu'en prenant une élévation moyenne entre les observations faites à Montpellier sur la marche du mercure dans le baromètre, pendant quatorze années de suite, de 1772 à 1785, il a trouvé que cette élévation moyenne se porte à 28 pouces 3 lignes et demie. On estime en général, ajoute ce Physicien, l'élévation moyenne du baromètre à 28 pouces sur les bords de la mer : il pourra paraître surprenant de la voir ici à trois lignes au-dessus, tandis que la ville de Montpellier est évidemment plus élevée que les bords de la mer (§. 13.) Mais on voudra bien observer que le ciel du Bas-Languedoc est si pur, que le baromètre se soutient infiniment plus souvent au-dessus qu'au-dessous de 28 pouces, et qu'on n'y est pas exposé à ces grandes variations du baromètre qu'on éprouve dans des contrées moins heureusement situées.

§. 57. Les conséquences de M. Mourgue sont d'autant plus justes, qu'elles sont justifiées par douze années d'observations postérieures aux siennes ; ce qui fait une période d'environ trente ans. D'après nos Journaux météorologiques, l'élévation moyenne la plus basse du baromètre, est de 28 pouces 3 lignes et demie pour le mois de brumaire an 3 ; mais depuis cette année jusqu'en l'an 10, l'élévation moyenne a été constamment au-dessus de 28 pouces, et on la trouve même au-dessus de 29 dans la presque totalité du mois de pluviôse an 5, ce qui est bien remarquable.

§. 53. Il existe, suivant nous, un moyen de déterminer la beauté d'un climat, en s'attachant à examiner le rapport de l'état du ciel avec l'élévation du baromètre, après avoir réduit en Tables synoptiques le nombre des jours beaux et couverts qui ont régné pendant plusieurs années de suite, dans un même pays. Présentons les Tableaux qui rendront plus sensible l'application de ce précepte.

N.° XVI.

***TABLEAU** des jours sereins de chaque mois, depuis l'an 3 jusqu'à l'an 14.*

Années.	Vendémiaire.	Brumaire.	Frimaire.	Nivôse.	Pluviôse.	Ventôse.	Germinal.	Floréal.	Prairial.	Messidor.	Thermidor.	Fructidor.	Total.
III.	10	8	11	9	7	6	14	9	12	17	16	19	138
IV.	9	12	12	14	9	6	18	10	10	14	20	17	151
V.	8	9	7	6	16	11	5	13	11	10	17	13	126
VI.	9	14	7	10	19	7	8	9	10	12	14	18	137
VII.	15	4	5	19	5	10	3	5	14	17	10	14	121
VIII.	6	6	5	6	7	8	8	6	9	19	24	9	113
IX.	11	9	3	2	6	6	5	9	6	4	10	9	80
X.	7	6	3	10	7	7	12	10	9	13	11	14	109
XI.	13	6	10	1	14	12	9	11	11	15	12	18	132
XII.	15	4	9	2	9	9	7	10	26	12	9	21	133
XIII.	13	6	13	5	9	13	7	11	18	11	19	16	141
XIV.	10	11	9	6	7	10	5	6	5	15	6	10	100
	126	95	94	90	115	105	101	109	141	159	168	178	
Tot.	315 de l'Automne.			310 De l'Hiver.			351 Du Printemps.			505 De l'Été.			1481

N.° XVII.

TABLEAU des jours couverts de chaque mois, depuis l'an 3 jusqu'à l'an 14.

Années.	Vendémiair.	Brumaire.	Frimaire.	Nivôse.	Pluviôse.	Ventôse.	Germinal.	Floréal.	Prairial.	Messidor.	Thermidor.	Fructidor.	Total.
III.	5	7	11	11	7	6	7	2	3	4	2	3	68
IV.	13	6	11	6	8	10	3	2	7	2	3	6	77
V.	3	12	14	6	6	7	6	5	6	1	»	4	70
VI.	3	8	7	1	2	7	5	8	6	1	1	5	54
VII.	3	13	8	1	6	5	8	5	»	1	2	3	55
VIII.	7	10	12	10	6	9	6	11	4	»	»	5	80
IX.	3	6	10	9	4	3	6	6	2	2	3	5	59
X.	3	7	8	6	4	10	2	3	2	1	2	4	52
XI.	»	3	2	9	2	2	3	1	2	»	2	2	28
XII.	6	14	7	5	3	12	8	7	»	2	6	»	70
XIII.	7	12	8	15	9	5	1	4	4	1	»	2	68
XIV.	2	11	9	5	9	4	5	7	5	3	3	4	67
	55	109	107	84	66	80	60	61	41	18	24	43	
Tot.	271 De l'Automne.			230 De l'Hiver.			162 Du Printemps.			85 De l'Été.			748

N.° XVIII.

TABLEAU des jours sereins de chaque saison, depuis l'an 3 jusqu'à l'an 14 inclusivement.

Années.	Autom.	Hiver.	Print.	Été.	Total.
III.	29	22	35	52	138
IV.	33	29	38	51	151
V.	24	33	29	40	126
VI.	30	36	27	44	137
VII.	24	34	22	41	121
VIII.	17	21	23	52	113
IX.	23	14	20	23	80
X.	16	24	51	38	109
XI.	29	27	31	45	132
XII.	28	20	43	42	133
XIII.	32	27	36	46	141
XIV.	30	23	16	31	100
Totaux.	315	310	351	505	1481

N.° XIX.

TABLEAU des jours couverts de chaque saison, depuis l'an 3 jusqu'à l'an 14 inclusivement.

ANNÉES.	AUTOM.	HIVER.	PRINT.	ÉTÉ.	TOTAL.
III.	23	24	12	9	68
IV.	30	24	12	11	77
V.	29	19	17	5	70
VI.	18	10	19	7	54
VII.	24	12	13	6	55
VIII.	29	25	21	5	80
IX.	19	16	14	10	59
X.	18	20	7	7	52
XI.	5	13	6	4	28
XII.	27	20	15	8	70
XIII.	27	29	9	3	68
XIV.	22	18	17	10	67
TOTAUX.	271	230	162	85	748

§. 59. Si l'on compare actuellement le Tableau n.° XVI avec le n.° XVII, et qu'on calcule la différence des jours beaux et des jours couverts, on voit que les premiers l'emportent constamment du double sur les seconds. Dans le Tableau n.° XVII, les jours couverts ne s'élèvent, au bout de douze années, qu'à 748, le nombre moyen étant 62; il en résulte que le Soleil doit luire à Montpellier presque toute l'année, ou trois cents et quelques jours. Si l'on veut ne considérer que la totalité des jours purs et sereins, depuis le matin jusqu'au soir, douze années donnent 1481. Ce nombre excède encore celui des jours couverts de 733. Dans cette période de douze années, le *minimum* des jours sereins est de 80 en l'an 9. Et ce nombre égale juste le *maximum* des jours couverts de l'an 8. Le mois de nivôse de l'an 13 fut couvert pendant quinze jours. Le mois de thermidor an 8 fut pur et serein durant 24 jours. On trouve la même différence dans les Tables des saisons, et elles confirment le rapport qui existe entre l'élévation du baromètre (§. 56), et le beau ciel de Montpellier. Je passe à l'examen du climat physique, et je place ici les Tableaux qui appartiennent à cette section.

N.° XX.

CINQUIÈME SECTION.

CLIMAT DE MONTPELLIER.

Saisons physiques.

TABLEAU des jours pluvieux de chaque mois depuis l'an 3 jusqu'à l'an 14 inclusivement.

ANNÉES.	AUTOMNE.			HIVER.			PRINTEMPS.			ÉTÉ.			TOTAL.
	VENDÉMIAIR.	BRUMAIRE.	FRIMAIRE.	NIVÔSE.	PLUVIÔSE.	VENTÔSE.	GERMINAL.	FLORÉAL.	PRAIRIAL.	MESSIDOR.	THERMIDOR.	FRUCTIDOR.	
III.	4	3	3	1	5	6	5	5	8	5	5	5	55
IV.	11	3	10	2	5	7	3	6	7	5	4	4	67
V.	5	12	14	7	4	7	10	6	5	5	1	7	83
VI.	10	5	4	4	1	5	4	11	8	1	4	5	62
VII.	8	10	16	3	5	5	11	6	7	6	2	6	85
VIII.	1	4	10	8	8	10	6	11	6	3	1	10	78
IX.	2	4	13	14	5	2	7	8	5	3	3	8	74
X.	5	12	6	4	4	8	3	5	7	3	2	2	61
XI.	7	14	9	18	5	4	7	7	5	»	4	6	86
XII.	9	11	3	9	7	6	11	6	»	4	7	1	74
XIII.	12	12	7	12	8	4	7	7	8	3	2	»	82
XIV.	5	7	6	8	10	6	8	8	8	2	5	4	77
	79	97	101	90	67	70	82	86	74	40	40	58	
TOT.	277			227			242			138			884

N.° XXI.

TABLEAU des jours les plus pluvieux de chaque mois, depuis l'an 3 jusqu'à l'an 14 inclus.

Années.	Automne.			Hiver.			Printemps.			Été.			Total.
	Vendémiaire.	Brumaire.	Frimaire.	Nivôse.	Pluviôse.	Ventôse.	Germinal.	Floréal.	Prairial.	Messidor.	Thermidor.	Fructidor.	
III.	»	»	»	1	1	1	2	»	»	»	»	2	8
IV.	1	»	»	1	»	4	1	»	2	»	»	»	9
V.	2	4	4	»	1	3	2	2	»	»	»	»	18
VI.	1	1	»	1	1	1	»	»	»	»	»	»	5
VII.	1	3	4	1	2	1	»	1	»	1	1	»	15
VIII.	»	1	4	3	4	3	1	2	»	»	»	»	18
IX.	»	1	1	5	1	»	1	2	»	»	»	3	14
X.	3	2	2	1	»	6	1	2	1	1	»	»	19
XI.	3	4	1	4	1	»	3	1	»	»	1	1	19
XII.	5	7	1	4	2	3	3	1	»	»	2	»	28
XIII.	2	6	»	3	3	»	»	»	4	1	1	»	19
XIV.	1	4	3	2	2	2	1	»	1	»	1	1	18
	19	33	20	26	18	24	15	11	8	3	6	7	
Tot.	72			68			34			16			190

N.o XXII.

TABLEAU de la Nature et de la Durée des plus grands Froids qui ont régné à Montpellier, depuis l'an 3 jusqu'à l'an 14 inclusivement.

Années.	Gelée b.	Neige.	Givre.	Glace.
III.	12	6	1	21
IV.	5	7	2	8
V.	5	1	»	14
VI.	»	2	»	9
VII.	»	»	3	19
VIII.	»	2	»	15
IX.	6	2	1	4
X.	3	2	»	12
XI.	2	1	2	13
XII.	»	2	2	7
XIII.	4	1	1	1
XIV.	»	3	2	2
Totaux.	37	29	14	125

N.° XXIII.

TABLEAU de Brouillards de chaque mois, depuis l'an 3 jusqu'à l'an 14 inclusivement.

	AUTOMNE.			HIVER.			PRINTEMPS.			ÉTÉ.			
ANNÉES.	VENDÉMIAIR.	BRUMAIRE.	FRIMAIRE.	NIVÔSE.	PLUVIÔSE.	VENTÔSE.	GERMINAL.	FLORÉAL.	PRAIRIAL.	MESSIDOR.	THERMIDOR.	FRUCTIDOR.	TOTAL.
III.	2	»	»	»	1	2	»	»	»	»	»	1	6
IV.	»	»	»	2	»	»	»	»	»	»	1	»	3
V.	»	»	1	3	»	»	»	»	»	»	»	3	7
VI.	»	»	1	3	1	4	»	»	»	»	3	3	15
VII.	1	»	»	1	»	»	1	»	»	»	»	4	7
VIII.	1	»	»	»	»	1	»	»	1	»	2	6	11
IX.	1	4	1	1	1	1	1	1	»	»	»	»	11
X.	»	1	»	5	»	»	»	»	»	»	9	8	23
XI.	1	»	1	7	»	»	3	4	»	2	»	3	21
XII.	1	4	4	8	5	»	»	»	»	2	»	2	26
XIII.	1	2	1	1	5	2	»	»	»	»	»	7	19
XIV.	1	6	»	»	»	»	»	»	»	1	»	»	8
	9	17	9	31	13	10	5	5	1	5	15	37	
TOT.	35			54			11			57			157

N.° XXIV.

TABLEAU des Brouillards survenus dans les différentes parties du jour, depuis l'an 3 jusqu'à l'an 14 inclus.

Années.	Matin.	Midi.	Soir.	Total.
III.	5	»	1	6
IV.	3	»	»	3
V.	6	»	1	7
VI.	13	»	2	15
VII.	4	»	3	7
VIII.	10	»	1	11
IX.	11	»	»	11
X.	17	»	6	23
XI.	21	»	»	21
XII.	24	»	2	26
XIII.	14	»	5	19
XIV.	6	»	2	8
Totaux.	134	»	23	157

N.° XXV.

TABLEAU des Vents soufflans à chaque mois, depuis l'an 3 jusqu'à l'an 14 inclusivement.

	AUTOMNE.			HIVER.			PRINTEMPS.			É T É.			
Années.	Vendémiair.	Brumaire.	Frimaire.	Nivôse.	Pluviôse.	Ventôse.	Germinal.	Floréal.	Prairial.	Messidor.	Thermidor.	Fructidor.	Total.
III.	12	6	2	4	4	9	6	8	4	12	10	8	85
IV.	8	5	4	6	14	3	5	15	6	13	12	5	96
V.	9	10	1	2	3	2	6	11	12	8	2	4	70
VI.	8	2	2	6	3	7	16	4	10	13	11	10	92
VII.	5	7	4	4	14	8	13	22	8	9	10	8	112
VIII.	3	13	14	9	11	19	13	12	23	5	8	13	143
IX.	25	15	15	6	18	20	12	6	16	14	9	13	169
X.	12	14	14	15	14	17	17	3	4	16	8	11	145
XI.	5	4	9	14	22	18	8	19	7	17	7	14	144
XII.	11	12	10	10	14	13	16	7	14	11	15	9	142
XIII.	13	10	11	6	12	12	16	16	8	14	13	14	145
XIV.	18	6	14	12	12	14	10	18	2	16	18	17	157
	129	104	100	94	141	142	138	141	114	148	123	126	
Tot.	333			377			393			397			1500

N.° XXVI.

ROSE des Vents qui ont soufflé à Montpellier, depuis l'an 3 jusqu'à l'an 14 inclusivement, avec les Noms vulgaires du Pays.

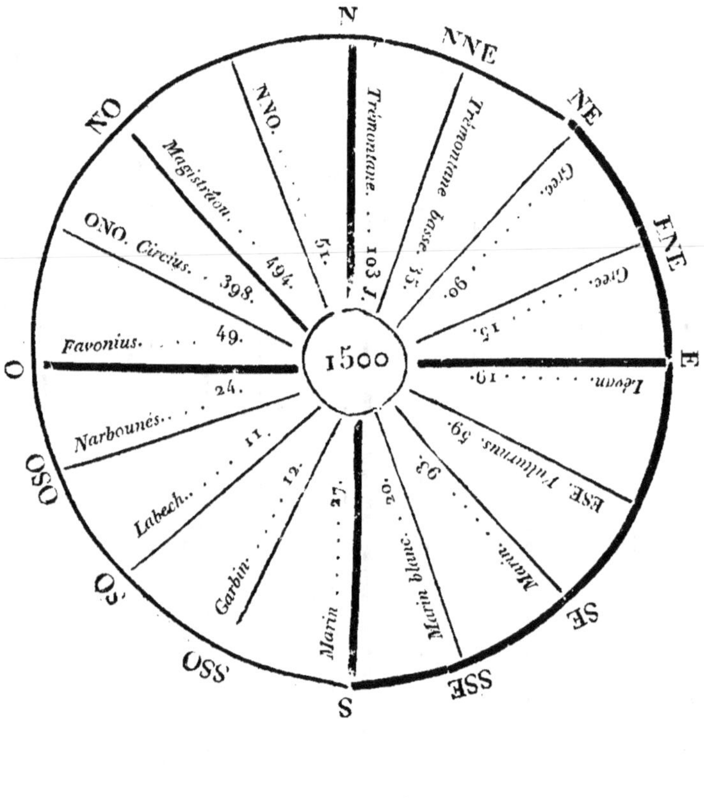

§. 60. Nous avons dit que les saisons célestes sont dues à la position géographique du Globe par la chaleur exclusive du Soleil (§. 50). Les saisons physiques au contraire se déterminent uniquement d'après la température de l'atmosphère. Cette distinction est très-importante en Médecine, parce que le climat céleste d'un lieu déterminé, peut être interverti par le climat physique. La zone torride, par exemple (dit M. Mentelle), n'éprouve que deux saisons; l'une sèche, et l'autre pluvieuse. La première est regardée comme l'été, et l'autre est en l'hiver de ces climats; mais ils sont en opposition directe avec l'été et l'hiver célestes; car la pluie accompagne toujours le Soleil; de sorte que, lorsque cet astre se trouve dans les signes septentrionaux, les contrées au nord de la ligne, ont leur saison pluvieuse.

§. 61. Cet exemple, qui est frappant de vérité, a l'avantage de prouver l'étendue des préceptes du Père de la Médecine, qui voulait qu'après avoir considéré les effets que chaque saison de l'année peut produire, le Médecin examinât combien chaque saison en particulier diffère d'elle-même, d'après les diverses vicissitudes qu'elle peut éprouver. Et comme ces vicissitudes proviennent principalement de la nature et de l'exposition du sol, de l'humidité de l'atmosphère, et des vents qui soufflent dans un pays, Hippocrate ne devait pas s'attendre en effet que des Géographes l'accuseraient un jour d'avoir voulu caractériser les climats, *uniquement* d'après les expositions générales ou locales. On voit au contraire qu'il établissait le premier une ligne de démarcation entre les saisons célestes et les saisons physiques ; et il ajoute qu'il suffit d'abandonner ses préjugés pour être convaincu que les connaissances astronomiques sont d'un grand secours à la Médecine.

§. 62. Le sol de Montpellier est sec et aride (§. 20). Un semblable terrein s'échauffant plus vite, et conservant long-temps sa chaleur, il la communique à l'atmosphère qui l'environne, et donne nécessairement au climat physique une température chaude et sèche. Cependant Montpellier est bâti sur un monticule, et il est reconnu qu'avec l'élévation du terrein le froid augmente, dit M. Mentelle, dans une progression très-rapide ; mais ceci ne doit s'entendre que des élévations considérables, et Montpellier n'est élevé que de quinze toises à-peu-près au-dessus du niveau de la surface des étangs (§. 13). Il est abrité au nord par une chaîne de montagnes assez élevées, et au sud, il a la Méditerranée qui fait la moitié de l'horizon. La Mer doit donc favoriser l'exposition méridionale de la ville, et contribuer par son voisinage à rendre le climat plus doux à Montpellier. Ainsi nous voilà réduits à la considération des vents et à l'examen de la pluie.

§. 63. M. Poitevin, qui a publié l'Extrait de son Journal, mois par mois, depuis 1767 jusqu'en l'an 10 ou 1802, a conclu de ses observations udométriques, que trente-deux années complètes d'observations produisent un résultat moyen de 764,724 millimètres, ou 28 pouces 3 lignes. Cette quantité d'eau paraît d'abord extraordinaire; mais Montpellier est placé dans une contrée méridionale, et l'on sait que les pluies y sont toujours plus abondantes que dans les lieux situés au septentrion. Il faut donc se borner maintenant à faire la répartition de la pluie, ou à fixer la totalité des jours qu'il pleut annuellement.

§. 64. Le nombre des jours notés comme pluvieux par M. Poitevin, dans le courant de l'année, est de 82 pour terme moyen. Mais, suivant la remarque de cet Observateur éclairé, on se formerait, dit-il, une notion exagérée, si l'on supposait autant de jours entièrement pluvieux. On a dû désigner comme tels, ceux qui ont donné de la pluie, quelle qu'en fût la quantité; mais il est constant que, depuis le mois de messidor jusqu'à la fin de vendémiaire, le nombre des jours où l'on a observé de la pluie, n'en représente pas les sommes, parce qu'une légère bruine, un orage passager suffisent pour donner cette désignation à une journée, quoique l'état du ciel ait été presque toujours serein. On peut, d'après cette considération, réduire au moins à moitié le nombre des jours classés comme pluvieux; et l'on doit remarquer que les mois de Brumaire et de Frimaire en fournissent la plus grande partie.

§. 65. Cette réduction est d'autant plus remarquable qu'elle s'accorde avec le résultat des Tableaux des pluies que nous avons composés et cités depuis l'an 3 jusqu'en l'an 14. Si l'on jette les yeux sur le n.° 20, et que l'on examine la colonne des mois de Frimaire, par exemple, on verra qu'il a plu cent et un jours, et que ce nombre en effet est le plus fort des totaux des autres mois. On y remarque ensuite des mois entiers qui n'ont pas donné une goutte d'eau, et beaucoup d'autres même où il n'a plu qu'une fois, et notamment dans le mois de Pluviôse an 6. On y trouve enfin que la somme des jours pluvieux ne se portant qu'à 884, le terme moyen annuel n'est que 73, au lieu de 82.

§. 66. Mais en adoptant même la réduction faite par M. Poitevin, il s'ensuivrait toujours que 41 jours de pluie ne peuvent pas rendre bien humide un territoire d'ailleurs sec et aride (§. 21), où le soleil paraît toute l'année (§. 59), et dont le climat céleste est marqué par un très-haut degré de température (§. 53.) Il est constant, d'après le Tableau n.° XXI, que la totalité des jours les plus pluvieux à Montpellier étant de 190 seulement en douze ans, le terme moyen annuel est au-dessous de 16. Du reste, on ne sera pas surpris de ce décroissement, quand on saura que M. Poitevin lui-même, en comparant les sept premières années de son Journal avec les sept dernières, a démontré, par ce rapprochement, qu'il y a une diminution sensible dans la quantité moyenne de pluie qui tombe annuellement à Montpellier. La différence de 0,785 millimètres, ou 29 pouces, entre la première et la dernière période de sept ans, ne doit laisser, dit-il, aucun doute sur cette conséquence, sur-tout si l'on considère que les observations ont été faites sur les mêmes lieux et avec les mêmes instrumens, et que la diminution est assez sensible, après un assez long intervalle, pour pouvoir être représentée par 112792 milimètres, 4 pouces 2 lignes, dans sept ans, ou 16,113 millimètres, 7 $\frac{1}{7}$ lignes, terme moyen par année. M. Poitevin attribue la cause de ce phénomène à l'abus des défrichemens et à la destruction des arbres aux environs de Montpellier. Nous avons parlé nous-même de ces déprédations forestières (§. 17), et il est bien reconnu qu'un terrein privé d'arbres est presque toujours sec et aride.

§. 67. Les météores aqueux qui paraissent, indépendamment de la pluie (§. 65), capables de modifier les saisons célestes, sont les gelées blanches, la neige, la rosée et les brouillards. Néanmoins je passe rapidement sur les deux premiers météores, parce qu'il résulte du Tableau n.° XXII que douze années suivies d'observations, n'offrent en total que 83 jours de gelées blanches, de givre ou de neige. A la vérité, il tomba dix-huit pouces de neige à Montpellier en l'an 3 et en l'an 4; mais depuis cette époque jusqu'à l'an 14, il n'a jamais neigé plus de trois fois par an; et je remarque qu'en l'an 7, il ne tomba point de neige. Les gelées blanches ne s'élèvent qu'au nombre de 37, et les années 6, 7 8, 12 et 14 en furent totalement exemptes. Des météores aussi passagers n'ont point le caractère d'une constitution humide, et leur influence est si légère dans ce pays, que le temps le plus nébuleux est suivi tout-à-coup du jour le plus serein et le plus tempéré.

§. 68. Quoique la rosée ait fait le sujet

d'un travail estimable, par le Professeur Le Roy, je ne l'ai pas comprise dans mes Tableaux des saisons physiques, parce que ce météore aqueux est, pour ainsi dire, l'attribut des climats chauds, et qu'il ne paraît suivre les saisons célestes que pour en modérer l'intensité. Aussi, disait le Professeur que je viens de citer, sous le climat tempéré de Montpellier, on observe de la rosée en hiver comme dans les autres saisons, excepté par le vent du nord; elle est très-abondante par un temps calme et serein, le vent étant au sud, au sud-est, ou au sud-ouest, lorsqu'une nuit fraîche succède à un jour chaud (1).

§. 69. Les brouillards appartiennent plus particulièrement aux régions polaires; aussi sont-ils très-rares à Montpellier. M. Poitevin a remarqué que les parties les plus élevées de la ville en sont exemptes, tandis que

---

(1) Je ne parle ici que du climat de Montpellier; car dans les Indes et à l'Amérique, par exemple, où les affections tétaniques proviennent très-souvent de la fraîcheur des nuits, on sent que la rosée deviendrait le sujet d'un travail essentiel pour celui qui ferait la Topographie de ces pays. Mais je n'ai rien observé de semblable à Montpellier; et Le Roy lui-même n'en a rien dit dans ses Mélanges de Physique et de Médecine.

les plus basses seules en sont couvertes*; encore sont-ils, ajoute ce savant, presque toujours déliées et peu denses. Le nombre des brouillards observés à Montpellier dans une période de douze années, est de 157, et il est remarquable que les mois de Nivôse et de Fructidor en fournissent la plus grande partie ; ce qui confirme la justesse des observations de Le Roy (§. 68). La quantité de ceux qui règnent annuellement, n'a point de règle fixe ; elle varie, comme on a pu le voir dans le Tableau n.° XXIII, depuis 3 jusqu'à 26. Mais les brouillards sont constamment plus fréquens le matin que le soir, et plus nombreux dans l'été qu'en hiver, et dans l'automne qu'au printemps. Ils se lèvent à-peu-près dans tous les rumbs de vents. Cependant j'ai calculé que, dans la période des douze années de mes observations météorologiques, la différence des brouillards qui coïncident avec les vents qui soufflent de l'hémisphère oriental, est un tiers en sus de ceux qui paraissent avec les vents de l'hémisphère occidental. Mais cette différence s'explique facilement par le voisinage de la Mer et celui des Étangs, sur-tout qui nous procurent parfois des brouillards très-fétides, et une pluie d'insectes qui portent le nom de *Torres* dans le pays.

§. 70. Malgré la méthode la plus sévère,

il sera toujours difficile d'établir une ligne de démarcation entre les objets de la nature. Le tonnerre, en effet, appartient aux météores ignées, et la grêle aux météores aqueux. Cependant je les ai réunis dans la section des saisons célestes, parce que ces deux météores s'accompagnent réciproquement, et que l'on ne peut guère expliquer la formation de l'un sans le concours de de l'autre.

§. 71. Les météores ignées surpassent ici le nombre des brouillards, et même celui des jours les plus pluvieux ; et on en trouve la raison dans la position géographique du site. Montpellier est situé sur les bords de la Mer, et beaucoup plus près de l'équateur que des pôles ; le ciel y est pur et serein, et semble plus élevé qu'ailleurs ; et dès-lors le gaz hydrogène pouvant s'y accumuler en excès, il suffit d'une étincelle électrique pour opérer les détonations les plus fortes et des dégagemens fréquens. On voit en effet, dans nos premiers Tableaux (§. 50), que le tonnerre s'est fait entendre à Montpellier dans la totalité des mois de l'an 11. Cependant sur 207 orages survenus en douze ans, il n'est tombé que vingt-cinq fois de la grêle, encore était-elle le plus souvent mêlée avec la pluie qui tombait par à verse.

§. 72. De tous les météores que je viens de

citer (§. 67), il n'en est point qui aient autant d'empire que les vents, ni qui exercent une influence plus marquée sur les saisons célestes. Aussi le Vieillard de Cos faisait un devoir au Médecin de connaître la nature des vents chauds et des vents froids, et de distinguer ceux qui sont communs à tous les habitans de la Terre, de ceux qui règnent particulièrement dans chaque pays. Les observations que l'on a faites sur cette matière à Montpellier, sont si nombreuses et si exactes, qu'il nous sera facile de donner le développement nécessaire aux préceptes d'Hippocrate, en nous attachant d'abord à la division de ce grand homme, et en nous bornant, à son exemple, à la rose des vents les plus influens dans ce pays. Ainsi nous divisons les vents en généraux et locaux, en secs et humides.

§. 73. Parmi les vents généraux qui soufflent à Montpellier, ceux qui suivent les rumbs du nord à l'ouest jusqu'au sud-ouest, sont les plus secs et les plus nombreux de tous. Sur 1500 vents qui ont soufflé effectivement en douze ans, le nord, le nord-nord-ouest, nord-ouest et l'ouest-nord-ouest forment un total de 1046.

I. Le premier, ainsi que l'ont remarqué MM. Astruc et Poitevin, passe sur les montagnes de la Haute-Loire, de la Lozère et des Cévènes,

Cévènes; il prend le nom de *Bise* en hiver, et produit un froid très-piquant, lorsque ces montagnes sont chargées de neige. Au contraire, vers la fin du printemps et au commencement de l'été, il est sec et brûlant; il dessèche rapidement les blés, et cause souvent des pertes considérables par ses funestes effets: il est connu alors dans le pays sous le nom de *Trémontane* (tramontane). Suivant M. Poitevin, ce vent domine 2 mois et demi, année commune à Montpellier. Cependant, d'après mon tableau n.° XXVI, il n'a soufflé que cent trois jours depuis l'an 3 jusqu'en l'an 14, et il n'a produit qu'un coup de vent le 30 Vendémiaire an 9, sur le soir, d'après M. Méjan.

II. Le second, ou nord-nord-ouest, n'a point reçu de nom vulgaire à Montpellier, et M. Poitevin ne l'a pas compris dans sa Table des vents dominans. Il n'a soufflé que cinquante-un jours en douze ans, d'après mon Tableau; mais il fut très-fort le 27 Brumaire an 9, et le premier Germinal an 10.

III. Le troisième, ou nord-ouest, se nomme ici *Magistral*, et passe sur les montagnes de l'Aveyron. Ce vent est frais et très-agréable; c'est le vrai zéphyr de Montpellier, ainsi que son collatéral l'ouest, avec lequel, suivant M. Poitevin, il est aisé de le confondre, parce qu'il lui ressemble par ses effets. Notre Académicien ajoute que le premier domine soixante-seize jours annuellement, et le second trente-cinq. D'après mes Tableaux, le nord-ouest a soufflé quatre cent quatre-vingt-quatorze jours en douze ans, et l'ouest quarante-neuf. Le premier fut encore remarquable par un tourbillon qui s'éleva à midi dans la ville en Fructidor an 10.

IV. Mais rien n'égale la violence et l'impétuosité de celui de Cers, ou *Circius*, ouest-nord-ouest. Ce vent balaye, dit M. Astruc, la partie méridionale du Languedoc, dans toute sa longueur, depuis Toulouse jusqu'à la mer Méditerranée, et sa direction la plus ordinaire est de l'ouest-nord-ouest à l'est-sud-est. Ce vent s'engouffre dans la bouche quand on parle, produit le vertige, des morts subites et une espèce de surdité. Il est froid et sec de sa nature, mais il ne l'est pas toujours au même degré. Il sert à modérer la chaleur en été, et il contribue par là à la salubrité de l'air. Le Professeur Astruc qui a cherché le premier, dans la disposition géographique du Languedoc, à expliquer l'origine et la formation de ce vent, croyait que le *Circius* se perdait dans la Mer, tout près d'Agde, et qu'il ne s'étendait guère jusqu'à Montpellier et à Nîmes, que lorsqu'il suivait le rumb de l'ouest ou de l'ouest-sud-ouest ; ce qui lui paraissait assez rare. M. Poitevin ne l'a pas compris non plus dans sa Table des vents dominans. Cependant il est hors de doute que ce vent a soufflé trois cent quatre-vingt-dix-huit jours, depuis l'an 3 jusqu'en l'an 14 ; ce qui présente un terme moyen annuel de trente-trois jours, et il produisit trois ouragans le 11 Thermidor an 7, et le premier le 17 Brumaire an 9, particulièrement à Sète.

V. Le nord-nord-est, et l'ouest-sud-ouest, dont l'un nous vient du côté des Alpes, et l'autre des Pyrénées, terminent la série des vents secs et froids qui soufflent à Montpellier. Le premier, en effet, s'appelle *Trémontane-Basse*, parce qu'il est de la même nature que le vent du nord, avec lequel on le confond souvent; et le second se nomme *Narbounés*, et il est également frais. Je trouve encore dans les rumbs de ces deux vents une remarque essentielle, et qui ne doit pas échapper ici, c'est que le nord-nord-est sépare les vents humides d'avec les secs ; et l'ouest-sud-ouest établit à son tour une ligne de démarcation entre les vents secs et humides. Je passe aux vents humides et généraux.

§. 74. I. On se souvient que la Mer occupe à Montpellier toute la partie de l'horizon qui s'étend de l'est à l'ouest (§. 13) ;

les vents qui soufflent de ce côté, seront donc plus ou moins humides, par cela seul qu'ils passent sur la Mer. Cette observation est si commune dans ce pays, que les habitans désignent le sud-est et le sud par le nom générique de *Vents marins*, et le temps qu'ils produisent par celui de *Marinas*. Ces deux vents amènent souvent, dit M. Poitevin, de fortes pluies, sur-tout le premier. En hiver, ils produisent de la chaleur; mais en général, comme ils sont humides, ils causent du relâchement dans les fibres: les vapeurs qu'ils répandent obscurcissent l'air, et jettent dans la langueur et dans l'abattement. On connaît les effets du sud-est ou *Siroco* à Naples. Les chaleurs que ce vent occasionne à Montpellier, sont moins fortes et moins pernicieuses. Ces vents dominent annuellement, le premier vingt-neuf, et le second trente-un jours. Celui-ci n'a soufflé que quatre-vingt-treize jours, et l'autre vingt-sept jours, depuis l'an 3 jusqu'en l'an 14; aussi ce dernier est le moins humide, et porte le nom de *Marin-Blanc*.

II. Le nord-est, ou le *Grec* (pluie au bec) ne fait point mentir le proverbe. Ce vent est ordinairement très-pluvieux. Il est, par rapport à Montpellier, dans la direction des principales montagnes situées dans les départemens de l'Isère et de l'Ardêche, et il domine cinquante-huit jours annuellement. Ce vent est confondu par le peuple avec l'est-nord-est, parce que celui-ci est aussi marin que l'autre, et que ses effets sont les mêmes. Ces vents ont soufflé depuis l'an 3 jusqu'en l'an 14 ; le premier quatre-vingt-dix, et le second quinze jours.

III. L'est, ou *Lévan* en terme du pays, rase le golfe de Lyon, en traversant aux embouchures du Rhône, la Camargue et les marais d'Aiguesmortes, qui font partie de nos étangs (§. 23). Il est pluvieux suivant M. Poitevin ; mais il l'est moins que le nord-est. Lorsque ce vent souffle en automne avec violence, il transporte une grande quantité d'insectes très-incommodes (§. 69). Il domine cinquante-deux jours par an, et il a soufflé dix-neuf jours, depuis l'an 3 jusqu'en l'an 14.

IV. L'est-sud-est est plus violent et prend le nom de vent d'Autan, apparemment, dit Astruc, parce qu'il souffle de la Mer, *Abalto*. Sa violence est si grande qu'on le compare au *Circius* (§. 73 et 74); et ils se correspondent mutuellement. Ce vent n'a soufflé, depuis l'an 3 jusqu'en l'an 14, que cinquante-neuf jours ; mais dans la nuit du 14 au 15 ventôse an 5, il renversa plusieurs cheminées dans la ville, et fit beaucoup de dégât. Ce vent est chaud, lourd et pesant ; il engourdit et abat les hommes et les animaux ; il ôte l'appétit, et semble gonfler le corps. Il produit encore des attaques, comme le vent du Cers.

V. Le sud-sud-est est plus tranquille et moins humide, et porte le nom de *Marin-Blanc.* Il a soufflé pendant vingt jours dans une période de douze années ; mais depuis le 14 jusqu'à la fin de germinal an 6, ce vent fit pleuvoir à Montpellier une grande quantité de petites chenilles dont j'ai déjà parlé (§. 69). M. Méjan, qui en a consigné la remarque dans son Journal météorologique, pense qu'elles furent apportées par des brouillards ou des nuages qui, chaque matin, couvraient l'atmosphère avant le lever du Soleil.

§. 75. Parmi les vents locaux, le sud-sud-ouest, ou le Garbin, est presque le seul de ce genre que l'on observe à Montpellier. On a donné ce nom, dit M. Poitevin, à un vent de Mer périodique, à une brise qui se lève ordinairement pendant l'été sur les 9 ou 10 heures du matin. Ce vent est dans sa plus grande force sur les 2 heures après-midi, et il cesse sur les 5 heures. Ce vent tempère l'ardeur du Soleil, et rend la chaleur du jour plus supportable que celle de la nuit. Il ne s'étend dans les terres qu'environ six ou sept lieues ; il domine dix jours annuellement, ajoute M. Poitevin ; et depuis l'an 3 jusqu'en l'an 14, il n'a soufflé que douze jours. Le sud-ouest, ou le *Labech*, a soufflé onze jours dans le même intervalle, et termine la série des vents locaux ; ses effets sont les mêmes que ceux du Garbin, et on les confond communément ensemble.

§. 76. Il règne à Montpellier, vers le commencement de Germinal, des coups de vent assez forts, que l'on nomme *Vacarious*, en terme du pays, et le peuple les place dans l'intervalle du 28 Mars au 3 Avril ; ce qui est fondé, dit M. Poitevin, sur une longue observation traditionnelle. Il est évident, ajoute ce Physicien, que ces mouvemens périodiques de l'atmosphère appartiennent à ceux des équinoxes, quoiqu'ils n'aient pas toujours lieu dans l'intervalle précis que l'observation populaire leur assigne. Il y a encore quatre vents appelés *Cavaliers*, et qui soufflent à la fin d'Avril et au commencement de Mai. Le préjugé les place invariablement aux 23 et 25 Avril, au 3 et au 6 Mai. On se doute bien qu'ils anticipent ou retardent souvent leur marche ou leur retour ; mais il est constant que l'observation vulgaire est vraie au fond. Ces coups de vent n'ont pas toujours la même direction, et il arrive quelquefois qu'ils sont remplacés par des pluies assez abondantes aux époques qui leur sont assignées.

§. 77. Mais tous ces vents sont communs à tous les habitans de la Terre, et en nous bornant aux vents qui soufflent ou qui dominent annuellement, on conçoit qu'ils doivent suffire pour exercer un grand empire sur le climat, et pour modifier et intervertir la marche heureuse des saisons célestes (§. 52). Rien de plus fréquent en effet dans ce pays, que le passage brusque d'une température à l'autre; le même jour voit souffler alternativement le vent du nord et le marin, le *Circius* et l'est-sud-est. Les vents sont donc, de tous les météores que nous avons cités dans cette section, ceux qui forment, pour ainsi dire, le climat physique de Montpellier, et qui lui donnent une constitution quelquefois humide (§. 67), mais sèche en général. Cette conséquence me paraît résulter de la nature de chaque rumb de vent, et elle devient incontestable par le rapprochement suivant:

I. Le nombre des vents secs dominans, année commune à Montpellier, d'après la Table qu'a dressée M. Poitevin, monte

à	195	365.
Celui des vents humides à	170	
Différence	25.	

II. Le nombre des vents secs qui ont soufflé à Montpellier, depuis l'an 3 jusqu'en l'an 14, d'après mon Tableau n.° XXVI,

est de	1177	1500.
Celui des vents humides fait.	323	
Différence	854.	

§. 78. Je viens de parcourir en détail et de développer avec exactitude les causes extérieures, et en général celles qui influent le plus sur l'organisation. Je vais maintenant utiliser ces recherches, et en faire l'application à l'état de santé d'une société d'individus. Et si, dans l'examen de ces considérations médicales, je fais connaître les changemens auxquels sont sujets ces mêmes individus (§. 3), soit qu'ils éprouvent particulièrement l'influence des saisons célestes ou des saisons physiques, alors on sentira que ma distinction est précieuse (§. 49) dans une Topographie, pour bien marquer les rapports et les suites de chaque constitution. Je prends encore pour exemple les habitans de Montpellier.

LIVRE SECOND.

PARTIE MÉDICALE.

« *Ce Pays est-il assez salubre pour que*
» *l'Homme puisse espérer d'y vivre le*
» *terme fixé par la Nature ?* »

§. 79. Le Père de la Médecine avait fait une étude si approfondie des climats, qu'il a été conduit à mettre en principe que les saisons modifient la forme et la nature de l'espèce humaine, et qu'il en est de la différence des hommes comme de celles des pays. On reconnaîtra sans doute que les vues d'Hippocrate sont utiles pour apprécier l'état physiologique et pathologique de l'homme d'après le rapprochement que je vais faire du climat de la Grèce avec celui de Montpellier, considérés successivement dans leurs rapports avec les saisons célestes et les saisons physiques.

SIXIÈME SECTION.

Rapport de l'état physiologique et pathologique de l'Homme avec le climat de Montpellier.

§. 80. On a vu que Montpellier est par sa position géographique également éloigné des grandes chaleurs et des grands froids (§. 13). On y jouit l'hiver d'une température douce (§. 55). Les jours y sont purs et sereins (§. 59), et la neige et les pluies y sont peu abondantes (§. 65, 67). Cependant le terrein n'est pas desséché par défaut d'eau ; il a des rivières et des sources excellentes (§. 22, 34), et il produit beaucoup de fruits et les meilleurs alimens (§. 26). Parmi les *Montpellierais*, plusieurs jouissent d'une complexion robuste, et ont beaucoup d'embonpoint (§. 42) ; mais ils sont paresseux et craignent la fatigue, et ils s'abandonnent à l'attrait du plaisir (§. 44, 45).

§. 81. Les contrées qui sont placées à une égale distance de la chaleur et du froid, disait Hippocrate, abondent seules en productions de la terre, jouissent d'un air pur et serein, et ont des eaux excellentes. Le sol n'y est point brûlé par des chaleurs excessives, ni congelé par des froids rigoureux. Il n'est ni desséché par défaut d'eau, ni inondé par des pluies considérables et par des neiges : un pareil sol doit naturellement produire beaucoup de fruits. Les hommes qui l'habitent ont de l'embonpoint ; ils se distinguent par une taille avantageuse, et se ressemblent de forme et de stature ; mais il est impossible que, dans un tel pays, les hommes supportent le travail et la fatigue. Tout y est dominé par l'attrait du plaisir.

§. 82. Nous avons dit, en outre, que la plus grande partie des *Montpellierais* ont le corps sec et nerveux (§. 42), les mœurs rudes, sont vifs et emportés (§. 44, 45), et que le règne des saisons célestes y est non-seulement modifié, mais même interverti par les saisons physiques (§. 60, 72). Or, par-tout où le climat est variable, ajoute Hippocrate, l'homme a un caractère plus indocile et plus fougueux que s'il vivait dans une température toujours égale. Et il suffit que les saisons éprouvent fréquemment des variations considérables pour rencontrer des hommes bien différens les uns des autres, tant pour la forme que pour la constitution morale et physique.

§. 83. Je viens de tracer un Tableau qui me paraît établir une différence réelle et sensible entre l'influence des saisons célestes et des saisons physiques sur l'organisation de l'homme dans l'état de santé ; mais leur influence est aussi tranchante et aussi manifeste dans la détermination des maladies.

Nous citerons encore les dogmes du Vieillard de Cos, pour achever notre parallèle (§. 79), et en faire l'application aux maladies régnantes à Montpellier.

§. 84. Dans une ville exposée habituellement aux vents chauds, dit Hippocrate, les hommes y sont pour la plupart sans force et sans vigueur, et il est rare qu'ils soient attaqués de pleurésies, de péripneumonies, de fièvres ardentes, et de tout ce qu'on connaît sous le nom de *maladies aiguës* (1). Les vents du midi émoussent l'ouïe, causent des vertiges, des douleurs de tête, rendent lourd et énervent le corps. Lorsque cette température domine, on voit paraître, dans les maladies, des ulcères sanieux, sur-tout à la bouche, aux parties génitales, et autres affections de ce genre (2).

§. 85. Dans les villes au contraire qui ont une exposition opposée, les hommes doivent nécessairement être nerveux et secs. Leur tempérament est plutôt bilieux que pituiteux, et les maladies qui règnent ordinairement parmi eux sont les pleurésies, et toutes les affections connues sous le nom de *maladies aiguës ;* ils sont de plus sujets aux ruptures de vaisseaux (3). Dans les

(1) Traité des eaux et des lieux.

(2) Aphorisme 5, sect. 3.

(3) Traité des airs, des eaux et des lieux.

SÉCHERESSES, en effet, les fièvres deviennent aiguës; et si l'année est en grande partie telle que la température qui a prédominé, il faut, pendant toute l'année, s'attendre à des maladies qui auront la plupart le caractère de celles de cette température prédominante (1). Si la température est boréale, il y a des TOUX, des ulcères à la gorge, des constipations, des difficultés d'uriner, des douleurs de côté et de poitrine avec frissonnemens (2).

§. 86. Maintenant qu'il paraît démontré que les saisons célestes et les saisons physiques exercent séparément leur influence spéciale, et que les effets qu'elles produisent sont aussi divers (§. 84, 85) que ces saisons diffèrent d'elles-mêmes (§. 60), on peut calculer d'avance que les saisons physiques sont, de toutes les causes extérieures, celles qui doivent avoir une action plus générale et plus directe sur l'état de santé des citoyens de Montpellier, par cela seul que le règne de ces saisons physiques est plus influent à son tour que celui des saisons celestes. J'en ai donné les preuves dans la première partie de ce Mémoire (§. 77); mais voici des considérations médicales qui viennent à l'appui, et qui vont me conduire à l'expo-

(1) Aphorisme 7, sect. 3:

(2) Aphorisme 5, sect. 3.

sition générale des maladies qui offrent un intérêt local.

§. 87. Un Médecin qui avait fait une étude particulière du climat de Montpellier, et qui y a pratiqué long-temps son Art avec distinction et beaucoup de succès, ce Médecin, dis-je, avait observé que l'on y passait d'une manière brusque du chaud au froid et du froid au chaud; et fort de cette considération physique, il ne faisait de l'année que deux constitutions médicales, et il leur donnait pour génie un élément bilieux et un élément catarrhal. Depuis cette époque, de nouvelles observations ont confirmé la justesse des vues du Professeur Fouquet, et nos Praticiens s'accordent tous sur ce point, que la diathèse bilieuse et la diathèse catarrhale impriment leur génie aux maladies aiguës qui règnent annuellement à Montpellier. Mais une maladie bilieuse et catarrhale en même temps, étant une affection complexe, il serait difficile d'en concevoir l'origine et la combinaison, sans l'action réciproque des saisons célestes et des saisons physiques, qui constituent le climat propre de Montpellier. Et si ces saisons marchaient régulièrement ensemble, le Médecin devrait les considérer séparément dans son esprit, afin de mieux apprécier les changemens auxquels sont sujets les individus qui en éprouvent l'influence, et de diriger, d'après cette méthode analytique, une thérapeutique sûre et un emploi raisonné des médicamens.

§. 88. On entrevoit ainsi, par degrés, l'utilité de la distinction que j'ai établie entre les saisons célestes et les saisons physiques, pour la détermination des maladies aiguës qui affectent une société d'individus. Je vais rechercher maintenant si la diathèse bilieuse et la diathèse catarrhale sont, comme on paraît le croire (§. 87), des élémens naturels et nécessaires de la constitution météorologique du climat de Montpellier.

§. 89. Nous avons démontré que les chaleurs commencent à régner dans ce pays dans le mois de Ventôse, et qu'elles sont déjà fortes en Floréal. Pendant l'été, elles sont encore plus vives, et elles se soutiennent si bien jusqu'à la fin de Brumaire qu'elles portent le nom du petit été de la Saint-Martin (§. 53). Or, si les chaleurs règnent à Montpellier les trois-quarts de l'année, ou neuf mois révolus, la bile doit s'y exalter et dominer à son tour dans toutes les maladies tempestives du printemps, de l'été et de l'automne : cette diathèse ne s'efface pas même entièrement, lorsque l'hiver est tempéré. L'hiver de l'an 14 en offre un exemple bien remarquable, et l'on pourra s'en convaincre quand

quand on verra le tableau des maladies aiguës qui ont régné ici en 1806. D'ailleurs le sol de Montpellier est sec et élevé ; les habitans y font un grand usage de boissons spiritueuses ; ils sont ardens et colériques, et ont les cheveux noirs (§. 42, 45, 48). Il existe donc un rapport évident entre les fièvres cardinales et le tempérament des individus qui les éprouvent.

§. 90. Si les saisons physiques n'avaient qu'un règne de trois mois, leur influence ne s'étendrait guère au-delà dans la production des affections catarrhales ; mais ces saisons se composent du froid, de la pluie, des vents et des brouillards ; et ces météores arrivent indifféremment dans toutes les saisons de l'année et à chaque instant du jour. Tant de facultés donnent conséquemment aux saisons physiques le pouvoir de combiner leur action morbide avec l'influence des saisons célestes, et de former cette constitution médicale que l'on nomme bilieuse et catarrhale en même temps (§. 88).

§. 91. Je dois néanmoins observer ici que, si les élémens dominans des saisons physiques sont le vent et la pluie (§. 72), ces saisons peuvent dès-lors produire séparément deux constitutions médicales, l'une sèche et l'autre humide, et qu'il serait absurde conséquemment d'attribuer à ces constitutions des effets identiques, ou de ne pas reconnaître enfin deux diathèses catarrhales. Cette distinction, que je crois établir le premier sur des faits physiques (§ 49), est si importante, suivant moi, qu'elle ferait cesser toute incertitude sur la différence que l'on doit mettre entre la fièvre pituiteuse et la fièvre catarrhale, donnerait plus de fixité aux indications curatives de ces maladies, et en assurerait le traitement. Et la preuve enfin qu'on ne doit pas confondre la nature particulière de ces deux affections, c'est que le Père de la Médecine a mis en principe que les maladies qui arrivent dans les températures pluvieuses, sont des fièvres de *long cours*, des diarrhées, des pourritures; au lieu que les sécheresses occasionnent des *fièvres aiguës*, des ophtalmies, des douleurs arthritiques, etc. (1). Mais quelle est de ces deux fièvres cardinales, en y comprenant même la bilieuse (§. 89), celle qui est la plus fréquente et la plus grave dans ce pays?

§. 92. On prévoit sans doute qu'il est difficile de résoudre complètement des questions de ce genre, par cela seul que nous n'avons point de Journal qui nous indique, pour Montpellier, quelle est la nature et le nombre des maladies régnantes, et la

(1) Aphor. 16, sect. 3.

totalité des hommes de toute classe qui guérissent ou qui succombent annuellement (1). J'avais cru d'abord tirer quelque parti des Cahiers des visites de l'Hôpital St.-Éloi; mais dès que ces cahiers sont remplis, on les descend au Secrétariat de l'Hospice, où on les représente ensuite sur des Tables qui se bornent au dénombrement des malades et à la comptabilité. Mes recherches n'ont pas été plus heureuses dans les Archives de l'Œuvre de la Miséricorde ou de la Charité. Cet établissement remonte en 1622 (2). Et ce-

(1) L'illustre Baumes avait donné un grand exemple en ce genre dans le livre qui a pour titre : *Méthode de guérir les maladies suivant qu'elles paraissent dans le cours de l'année médicinale*, 1 vol. in-8.°, imprimé en l'an 2. Mais ce Professeur fut arraché de l'enseignement clinique qu'il venait de fonder, et son successeur craignit de suivre un si beau modèle, puisqu'on cherche en vain dans les Observations que Fouquet publia en l'an 5, l'ouverture des cadavres et la mortalité respective des malades confiés à ses soins. Qu'il est aisé de faire ainsi la Médecine !

(2) L'Œuvre de la Miséricorde, établie dans la ville de Montpellier depuis 1622, et dont la fondation est due à la charité des citoyens de cette ville, a pour but, dans son institution, de soulager la classe indigente des habitans, en leur procurant des secours dans leurs maladies ou infirmités, sans être obligés de quitter leur famille où ces secours sont administrés. Cet établissement est d'une très-grande

pendant j'ai eu toutes les peines du monde pour avoir le mouvement des malades de cet Hospice en 1806. Si les Annales de la Société de Médecine-Pratique de Montpellier eussent daté de l'an 3, comme les Tableaux qui composent nos saisons célestes (§. 51), elles auraient rempli une grande partie de mes vues, puisque ces Annales présentent, mois par mois, l'état du Ciel et le Tableau des maladies régnantes ou populaires. On ne saurait donc trop favoriser un Journal qui deviendra, avec le temps, un livre inappréciable, et qu'on consultera toujours. Les observations faites sur les maladies que l'on a vues, comparées avec celles que l'on suit, dit en effet l'illustre Baumes, forment sans doute ces rapprochemens importans auxquels la Médecine doit son avancement, et la pratique

---

utilité ; il fournit gratuitement à un nombre très-considérable de familles d'artisans, de journaliers et de pauvres honteux, les remèdes, le bouillon, des matelas, le linge pour les malades, du pain, de la viande pour les convalescens et les infirmes. Elle distribue des habits pendant l'hiver; elle administre encore les secours de six Médecins et de six Chirurgiens pour toutes les opérations dont les malades ont besoin. Cette Œuvre est desservie par dix Sœurs de la Charité, sous l'inspection d'une Administration composée de cinq Membres nommés par le Gouvernement, et d'une Société de Dames dévouées à la Maison.

des maladies futures, sa méthode expérimentale et sa solidité (1).

§. 93. En nous réduisant ainsi à nos propres ressources, et sur le développement desquelles nous reviendrons plus bas, nous pouvons regarder comme constant que la fièvre catarrhale est plus fréquente dans ce pays que la fièvre pituiteuse, parce que celle-ci n'est due qu'à l'humidité de l'automne ou de l'hiver, tandis que l'autre paraît indifféremment dans toutes les saisons de l'année, et dans le cœur même de l'été, pourvu qu'un vent du nord abaisse la chaleur ou refroidisse subitement l'atmosphère. Mon sentiment s'accorde d'ailleurs avec le résultat des Tables météorologiques de la cinquième section, où j'ai prouvé que la constitution médicale des saisons physiques est quelquefois humide, mais sèche en général (§. 72). Enfin il n'a régné à Montpellier que deux fièvres véritablement pituiteuses pendant les six premiers mois de l'an 4, et ceux de l'an 8, depuis l'an 3 jusqu'en l'an 14, et les diathèses bilieuses et catarrhales n'ont pas cessé de dominer plus ou moins pendant ces 12 années.

§. 94. La seconde question, ou celle qui est relative à la gravité des diathèses (§. 91),

(1) Annales de la Société de Médecine-Pratique de Montpellier, n.° 1 du Cahier de Pluviôse an 11, pag. 14 de l'Introduction.

ne peut se déterminer non plus qu'*à priori*, puisque nous manquons d'objets nécessaires pour en donner la solution (§. 92), et qu'il ne dépend pas de nous de remplir cette lacune dans le délai fixé pour le concours. Cependant l'observation pratique nous fournit assez de données pour établir que l'influence des saisons physiques est, toutes choses égales d'ailleurs, beaucoup plus grave et plus meurtrière à Montpellier que l'action soutenue des saisons célestes. Celles-ci ne produisent que des efflorescences et les maladies de la peau, des flux diarrhoïques, la fièvre ardente et le *cholera-morbus*; tandis que les premières, considérées en général, déterminent la toux, l'angine, la pleurésie, le catarrhe suffoquant, la déchirure des vaisseaux sanguins et des morts subites. Nous prouverons en effet que les attaques d'apoplexie arrivent ici le plus souvent pendant les variations subites de l'atmosphère, et qu'elles sont plus rares en été qu'en hiver. Les affections catarrhales, ramenées ensuite à leur élément naturel, (§. 91), sont toujours moins graves que la fièvre pituiteuse, parce que celle-ci forme une maladie particulière qui est le plus souvent funeste dans les hôpitaux et dans les camps. Si l'on jette les yeux sur le Nécrologe n.° 30, on verra que le plus grand nombre de morts correspond effectivement aux années qui, d'après nos Tableaux météorologiques de la quatrième section (§. 51), ont été les plus remarquables par une température humide. Et quoique ces corollaires ne reposent que sur des faits très-généraux, ils méritent néanmoins un assez haut degré de confiance, puisque le Père de la Médecine a dit qu'entre les différentes températures de l'année, les sécheresses sont en général plus salutaires que les pluies, et moins mortelles (1).

§. 95. Malgré la proximité de nos étangs (§. 23), les fièvres intermittentes et rémittentes graves ne sont pas très-communes à Montpellier. Ces fièvres, à la vérité, règnent annuellement sur la côte, d'une manière épidémique ; mais les étangs semblent borner à cette extrémité du territoire l'action délétère du gaz marécageux. Lorsque ces fièvres paraissent dans la ville, elles deviennent souvent insidieuses dès les premières chaleurs, ou donnent un caractère malin aux autres maladies, et j'ai vu des personnes se précipiter dans la rue au milieu de l'accès.

§. 96. Les maladies organiques du cœur, trop peu aperçues, comme le dit le célèbre M. Corvisart, dans l'Ouvrage clinique qu'il vient de publier sous le titre modeste d'Essai, sont cependant assez fréquentes à Mont-

---

(1) Aphorisme 15, sect. 3.

pellier, pour réveiller l'attention des Praticiens et faire rompre le silence qu'ils ont gardé jusqu'ici sur ces affections désolantes. Le Professeur Fouquet n'en parle point dans ses Ouvrages divers, et M. Roucher n'en cite qu'une observation très-courte dans son Traité de Médecine clinique, publié en l'an 6. « Nous trouvâmes, dit-il, avec » le citoyen Estor, Chirurgien, dans la » poitrine du citoyen Vidal, qui nous avait » présenté long-temps plusieurs signes d'hy- » dropisie de poitrine, des bandes de con- » crétions polypeuses autour du cœur, » l'oreille droite anévrismatisée, et les parois » du cœur très-denses, très-épaisses, et d'un » volume trois fois plus considérable que » dans l'état naturel. » Pour moi, j'en ai vu trois exemples dans l'espace d'un an, et mon collégue Saisset m'en a communiqué deux autres que je vais rapporter ici, parce qu'elles sont suivies de l'autopsie cadavérique.

§. 97. I.ère OBSERVATION. Caroline F. étant morte le 26 janvier 1806, des suites d'une maladie qui paraissait peu commune, je fis l'ouverture du cadavre, cinq heures après le décès, et je le trouvai tout couvert d'ecchymoses, principalement à la partie postérieure des cuisses et du dos, ainsi que du bras droit. L'examen de la poitrine présenta d'abord une élévation considérable entre la sixième et la septième des vraies côtes, du côté gauche. Les poumons n'offrirent rien de particulier, si ce n'est qu'ils étaient d'un plus gros volume que dans l'état naturel, et que les lobes inférieurs étaient d'une couleur bleuâtre et un peu gorgés de sang. Le cœur était d'un volume excessif; le péricarde ne contenait presque pas de sérosité. L'oreillette gauche était développée d'une force extraordinaire. Les parois internes de cette cavité étaient d'une épaisseur considérable et presque cartilagineux, parsemés en outre de petites éminences ressemblantes à celles rencontrées sur la valvule mitrale, ainsi que je le dirai plus bas. La capacité du ventricule gauche fut trouvée deux fois plus grande que dans l'état naturel. Les colonnes de ce ventricule étaient aussi extrêmement développées. A l'entrée du ventricule, et directement sous la valvule mitrale, se trouvait antée une excroissance d'un pouce de longueur, et dentelée sur ses bords, et un peu plus à gauche une seconde excroissance de même nature, mais plus petite, qui affectait la forme pyramidale. L'aspect de ces tumeurs, qu'on pourrait absolument appeler polypeuses, était scrofulo-cancéreux. Je trouvai, à l'une de leurs dentelures, une petite concrétion pierreuse qui ressemblait à du plâtre. J'ai également observé une autre concrétion semblable, mais beaucoup plus grosse entre l'artère pulmonaire et la courbure de l'aorte. Dans l'examen du bas-ventre, voici ce que je remarquai : Le foie était d'un volume énorme, et occupait tout l'hypocondre droit, la région épigastrique et une grande partie de l'hypocondre gauche. Il était d'ailleurs parfaitement sain. La vésicule du fiel était pleine de bile; la rate volumineuse et refoulée en bas. Les intestins étaient dans leur état physiologique. Trois vers lombrics furent trouvés dans l'iléum, dont deux étaient entortillés ensemble, et l'un de ces derniers, le plus gros des trois, formait un nœud double. L'hymen était dans sa plus parfaite intégrité.

II.ème Observation. Elle a été faite sur un homme qui mourut à l'Hôpital de Montpellier, le 23 Messidor an 11. A l'ouverture du cadavre, je trouvai, dit M. Saisset, la cavité droite de la poitrine pleine de sang, dont une partie sous forme de caillot, et l'autre de sérosité. Ayant poussé mes recherches plus loin, et voulant m'assurer quel était le vaisseau qui avait fourni une si grande quantité de sang, je vis que c'était l'artère aorte qui s'était crevée deux travers de doigt avant sa sortie de la poitrine. Ayant ensuite suivi le trajet de cette artère, depuis sa naissance jusqu'à la sortie de la cavité du thorax, j'aperçus une dilatation considérable de cette même artère à l'endroit où elle est prête à former sa courbure. Il s'est trouvé dans ce *sac anévrismal*, une substance blanche, concrète et presque cartilagineuse, formée par couches qu'on séparait assez facilement. La grosseur de la tumeur égalait celle du poignet, et pouvait peser environ une livre. Ayant continué mes recherches, et étant parvenu au lieu de la rupture de l'artère dont j'ai déjà parlé, j'observai dans cet endroit une dilatation deux fois plus considérable que la première, également pleine d'une substance tout-à-fait semblable à celle ci-dessus. La colonne vertébrale était déprimée ici, et les 7.e, 8.e et 9.e vertèbres dorsales étaient usées par la pression de la tumeur. Le péricarde était plein de sérosités et en contenant environ une pinte. Tous les autres viscères étaient dans leur état naturel, à l'exception du foie, qui était plus volumineux, et présentait à son bord inférieur un aspect noirâtre. Le malade qui fait le sujet de cette observation était âgé de 40 à 50 ans, et avait été domestique. Le Professeur de clinique l'avait traité suivant la méthode de Valsalva, et avait obtenu un grand amendement dans les symptômes. Ceux-ci s'annonçaient chez ce malade par des hémoptysies fréquentes, et une grande gêne dans la respiration Le Professeur avait annoncé aux élèves que cet individu était atteint d'un anévrisme à l'artère aorte ou au tronc cœliaque. Il avait été porté à désigner de préférence cette dernière partie, parce que les battemens se faisaient sentir à la région épigastrique.

§. 98. Les maladies cutanées, et les dartres sur-tout, sont très-communes dans cette ville ; il en est quelques-unes qui ont un aspect lépreux. Le Médecin Gensanne m'en a cité deux exemples ; et il n'est pas rare même de rencontrer la lèpre véritable des Grecs. Aussi ces diverses affections jouent ici le plus grand rôle dans les maladies chroniques. M. Roucher a consigné dans son Traité de Médecine clinique, le cas malheureux d'une fille très-respectable, affectée depuis quinze ans d'une hydropisie des ovaires, qui provenait de dartres répercutées. La teigne encore est presque générale chez les enfans. J'en ai vu qui l'avaient sur toute l'habitude du corps, et qui leur a fait tomber les ongles des pieds. Je puis citer le fils de Cabanes, dans la rue des Étuves, que je vaccinai dans cet état de maladie, et qui guérit très-bien.

§. 99. Le Médecin Fournier rapporte, dans ses Observations sur les maladies qui régnèrent à l'Hôtel-Dieu, pendant l'année 1763, que, sur un mouvement à-peu-près de deux mille sept cent cinquante-six malades, il en décéda cent cinquante-quatre, dont cinquante-cinq moururent de la phthisie pulmonaire. Voulant en conséquence me former une idée générale de la proportion des phthisiques de la ville, qui périrent dans l'Hôpital, j'ai calculé séparément, dans le Mémoire de M. Fournier (1), le nombre des militaires malades de celui des civils, et je n'ai trouvé que six phthisiques parmi les soldats décédés, et quarante-neuf parmi les seconds, dont dix femmes et trente-neuf hommes. Et comme le nombre des morts ne s'élève en tout qu'à cent cinquante-quatre, on voit que les phthisiques forment seuls le tiers de la mortalité. Cependant M. Fouquet disait que de son temps les phthisiques ici étaient moins nombreux qu'autrefois. Cette opinion serait consolante sans doute, si elle était établie sur des faits : mais la phthisie pulmonaire n'est que trop répandue dans ce pays : elle y enlève même des familles entières ; et la position de la ville (§. 13), et la constitution sèche et variable des saisons physiques (§. 77), sont des causes locales qui la développeront toujours. A la vérité, sa contagion est contestée par quelques Médecins ; elle est admise aussi par le plus grand nombre (2). Et cette considération, jointe à la

(1) Voyez le Recueil d'Observations de Médecine des Hôpitaux militaires, par Richard-Hautesierck, tom. 1, p. 1, 1766, in-4°.

(2) On doit consulter principalement le Traité de

difficulté que l'on a de guérir cette maladie, devrait réveiller l'attention des Magistrats, et les porter à faire saisir et brûler les effets qui ont appartenu aux phthisiques, quand les courtiers se permettent de les vendre au public.

§. 100. Les maladies nerveuses dépendent en général d'un ordre de causes si compliqué, qu'il serait presque impossible au premier abord, de pouvoir démêler ce qui appartient aux saisons célestes et aux saisons physiques (§. 86), d'avec ce qui est le fruit de de la civilisation (§. 32). Mais chacune de ces causes est capable de produire des effets si évidens, qu'il serait plus difficile peut-être de ne pas reconnaître ces sortes de maladies, sur-tout sur des individus aussi impressionnables que ceux de Montpellier (§. 44). Nous en verrons une preuve dans le Tableau des maladies aiguës de 1806. Néanmoins les observations ne sont pas assez nombreuses pour déterminer s'il existe ici des maladies nerveuses endémiques ; car nous n'en connaissons de locales que celles qui proviennent de la nature de quelques vents régnans (§. 73, IV, 74, I, IV.)

§. 101. La célébrité des Praticiens de Montpellier doit me dispenser sans doute

---

M. Baumes, pour le choix des faits et la célébrité de l'Auteur.

de faire l'examen de leur thérapeutique et de l'exercice de l'Art; mais on sent que cet objet est d'une grande importance pour estimer, dans un pays donné, toutes les causes de population ou de mortalité qu'on y remarque (§. 9), indépendamment même des moyens pharmaceutiques que l'on a sous la main (§. 27).

§. 102. Parmi les maladies chirurgicales enfin, ou celles du moins qu'on appelle telles, les hernies, la pierre et l'ophtalmie sont à-peu-près les seules qui soient communes à Montpellier. Les causes locales de ces affections ne me paraissent pas encore assez déterminées, et je ne vois guère que les hernies qu'on pourrait attribuer au régime, et particulièrement à l'huile d'olive, dont on fait un grand usage dans le pays. Les plaies et les ulcères des jambes y sont plus dangereux aussi que ceux de la tête, et s'y guérissent plus difficilement. L'odontalgie encore y exerce ses ravages, et il est rare de trouver une dentition même parmi les femmes; ce ce qui tient, suivant moi, à l'influence des saisons physiques et au règne des vents marins.

§. 103. Quand on a fait l'exposition générale des maladies qui offrent ainsi un intérêt local (§. 86), une bonne Topographie exige qu'on en présente le Tableau, et qu'on y indique successivement les causes générales de ces maladies, le nombre des malades et l'âge et le sexe de chaque individu. Des Tableaux rédigés dans cet esprit, ont l'avantage de faire connaître à l'instant quelles sont les maladies qui règnent plus fréquemment dans un pays ; celles qui y sont mortelles, bénignes, curables ou incurables. On estime annuellement quel est le terme moyen des malades, et le rapport des morts avec la population. On reconnaît enfin si le pays est salubre.

§. 104. Nous avons fait pressentir que les matériaux nous manquent pour remplir un cadre aussi étendu (§. 92) ; et nous voudrions que cet aveu pût inspirer aux Médecins un zèle plus décidé pour les Topographies. Pour nous, qui avons à cœur le progrès des travaux de ce genre (§. 10), puisqu'ils forment d'ailleurs la partie la plus essentielle de notre Art, et qu'ils se lient encore aux plus hauts principes de civilisation (§. 4, Préface), nous allons, dis-je, à l'aide des Tableaux que nous avons pu recueillir, développer, autant qu'il est en nous, la partie du problême qui nous reste à résoudre, et justifier au moins, s'il est possible, l'ordre constant et nécessaire que nous avons admis dès le principe, dans la rédaction d'un plan de Topographie médicale. Voici ces Tableaux, qu'on peut appeler cliniques et nécrologiques.

N.° XXVII.

is de l'an 1806.

MOIS.	MALADIES RÉGNANTES AIGUES. FIÈVRES CONTINUES.	INTERMITTENTES.	EXANTHÈM. et FLUX.	ATTAQUES et MORTS SUBITES.
JANV.	Catarrh., bilieuses.	»	Scarlatines.	Appopl., morts sub.
FÉVR.	Catarrh., bilieuses.	Intermit.	Scarlatines, rougeoles.	Vertiges, paralys.
MARS.	Bilieuses, catarrhal.	Intermit.	Scarlat., roug., petite vérole.	Vertiges, par., app.
AVRIL.	Bilieuses, catarrhal.	Intermit.	Scarlat., roug., petite vérole, hémopthysies.	Paralys. appopl.
MAI.	Bilieuses, catarrhal.	Intermit.	Petite vérole.	Appopl.
JUIN.	Bilieuses.	Intermit.	Petite vérole, érysip., cholera.	»
JUIL.	Bilieuses.	Insidieus. malignes.	Variol., charb., chol., flux diarr.	»
AOUT.	Bilieuses.	Insidieus.	Flux diar., chol.	Morts subites.
SEPT.	Bilieuses, catarrhal.	Insidieus.	Flux diarrh. éry. roug., pet. vér.	Appopl.
OCTOB.	Bilieuses, catarrhal.	Intermit.	Érysip., petite vér., scarlatine.	Hémipl.
NOV.	Bilieuses, catarrhal.	Quartes.	Petite vér., éry., phlegm., scarlat.	Hémipl. appopl.
DÉCEM.	Catarrh., bilieuses.	»	Érysipèles.	Appopl.

N.° XXVII.

TABLEAU météorologique et médical pour chaque Mois de l'an 1806.

MOIS.	SAISONS CÉLESTES. Thermomètre. Max.	Thermomètre. Min.	Baromètre. Max.	Baromètre. Min.	État du ciel. Beaux.	État du ciel. Couv.	SAISONS PHYSIQUES. Météores. Ign. Tonn.	Aqueux. Grêle.	Aqueux. Pluie.	Aqueux. Quantité.	Aqueux. Gelée.	Aqueux. Neige.	Aériens. Vents souffl.	Aériens. Vents domin.	TEMPÉRATURE ou CONSTITUTION MÉDICALE.	MALADIES RÉGNANTES AIGUES. Fièvres. Continues.	Fièvres. Intermittentes.	EXANTHÈM. et FLUX.	ATTAQUES et MORTS SUBITES.
	D.	D.	P. L.	P. L.	J.	J.				P. L.									
JANV.	+12	+ 1	28 $4\frac{1}{2}$	27 5	9	12	»	»	7	10	»	1	14	O.N.O.	Sèche et tempérée.	Catarrh., bilieuses.	»	Scarlatines.	Appopl., morts sub.
FÉVR.	11	$1\frac{1}{2}$	28 $5\frac{1}{2}$	27 $9\frac{1}{2}$	9	15	»	»	11	2 $8\frac{11}{16}$	»	»	6	E.N.E.	Humide et temp.	Catarrh., bilieuses.	Intermit.	Scarlatines, rougeoles.	Vertiges, paralys.
MARS.	$15\frac{1}{2}$	0	28 5	27 $5\frac{1}{2}$	10	10	5	5	8	2 $8\frac{5}{12}$	»	»	16	O.N.O.	Variable, tempér.	Bilieuses, catarrhal.	Intermit.	Scarlat., roug., petite vérole.	Vertiges, par., app.
AVRIL.	14	5	28 $10\frac{1}{2}$	27 6	15	5	»	»	5	1 $5\frac{1}{12}$	»	»	17	N.N.O.	Variable, tempér.	Bilieuses, catarrhal.	Intermit.	Scarlat., roug., petite vérole, hémopthysies.	Paralys. appopl.
MAI.	19	$9\frac{1}{2}$	28 $1\frac{1}{2}$	27 8	4	16	6	»	10	$10\frac{7}{12}$	»	»	9	E.S.E.	Chaude et humid.	Bilieuses, catarrhal.	Intermit.	Petite vérole.	Appopl.
JUIN.	$24\frac{1}{2}$	$11\frac{1}{2}$	28 $1\frac{1}{2}$	27 9	15	5	5	1	8	2 $14\frac{7}{12}$	»	»	15	S.	Chaude et sèche.	Bilieuses.	Intermit.	Petite vérole, érysip., cholera.	»
JUIL.	$24\frac{1}{2}$	15	28 1	27 9	18	3	2	»	4	1 $1\frac{5}{8}$	»	»	16	N. O.	Chaude et sèche.	Bilieuses.	Insidieus. malignes.	Variol., charb., chol., flux diarr.	»
AOUT.	24	14	28 1	27 8	16	7	7	»	5	1 $8\frac{3}{12}$	»	»	14	N.O.	Var., ch. et sèche.	Bilieuses.	Insidieus.	Flux diar., chol.	Morts subites.
SEPT.	20	12	28 2	27 10	12	9	3	»	8	4 $2\frac{5}{12}$	»	»	16	N.N.O.	Variable, chaude.	Bilieuses, catarrhal.	Insidieus.	Flux diarrh. éry roug., pet. vér.	Appopl.
OCTOB.	17	7	28 $4\frac{1}{2}$	27 $6\frac{1}{2}$	16	7	4	»	10	5 $4\frac{1}{8}$	»	»	5	E.	Var., h. et temp.	Bilieuses, catarrhal	Intermit.	Érysip., petite vér., scarlatine.	Hémipl.
NOV.	15	3	28 $5\frac{1}{2}$	27 4	20	5	»	»	4	2 $11\frac{13}{16}$	»	»	12	O.N.O.	Sèche et tempérée.	Bilieuses, catarrhal.	Quartes.	Petite vér., éry., phlegm., scarlat.	Hémipl. appopl.
DÉCEM.	12	3	28 5	27 7	12	11	»	»	3	1 $\frac{7}{8}$	»	»	15	O.N.O.	Sèche et tempérée.	Catarrh., bilieuses.	»	Érysipèles.	Appopl.

N.° XXVIII.

TABLEAU du Mouvement des Malades de la Charité de Montpellier en 1806, d'après le nombre des Sixains et des Médecins de l'Hospice.

NOMS des Sixains et des Médecins de l'Hospice.	MALADES. Hommes.	Femmes.	Enfans.	Vieillards.	TOTAL des Malades.	MORTS. Hommes.	Femmes.	Enfans.	Vieillards.	TOTAL des Morts.
Ste-Foi, M. Murat.	46	63	48	26	183	1	3	2	1	7
St.-Paul, M. Courty.	98	86	117	61	362	4	5	3	4	16
Ste.-Anne, M. Méjan.	»	»	»	»	146	»	»	»	»	10
St.-Firmin, M. Arnal.	»	»	»	»	597	»	»	»	»	30
Ste.-Croix, M. Ménard.	»	»	»	»	179	»	»	»	»	3
St.-Mathieu, M. Gensanne.	135	72	172	27	406	7	5	11	12	35
TOTAUX.					1673					[illegible]

N.° XXVIII.

U du Mouvement des Malades de la 'e Montpellier en 1806, d'après le nombre ıs et des Médecins de l'Hospice.

MALADES.				TOTAL DES MALADES.	MORTS.				TOTAL DES MORTS.
Hommes.	Femmes.	Enfans.	Vieillards.		Hommes.	Femmes.	Enfans.	Vieillards.	
46	63	48	26	183	1	3	2	1	7
98	86	117	61	362	4	5	3	4	16
»	»	»	»	146	»	»	»	»	10
»	»	»	»	397	»	»	»	»	30
»	»	»	»	179	»	»	»	»	3
135	72	172	27	406	7	5	11	12	35
				1673					[illegible]

§. 103. On a dû parcourir deux ordres particuliers de Tableaux que je vais développer successivement dans cette seconde partie. Le premier, auquel je m'arrête dans ce moment, contient les observations météorologiques et médicales de chaque mois de l'an 1806, et peut servir d'exemple dans la manière de prendre en considération l'action réciproque des saisons célestes et des saisons physiques (§. 78); ce Tableau, dis-je, prouve effectivement qu'il faut posséder une connaissance entière du climat, pour déterminer la nature de chaque constitution, et pour estimer son influence dans la production des maladies régnantes ou tempestives.

§. 104. Si j'analyse plus particulièrement ce Tableau n.° XXVII, je trouve que les maladies aiguës ont un rapport admirable, non-seulement avec le climat en général, mais encore avec les saisons célestes et les saisons physiques, considérées même solitairement. On ne peut pas contester sans doute que les efflorescences et les maladies de la peau ne soient spécialement dues à l'influence immédiate que la chaleur exerce sur nos corps. Or ces affections diverses ont régné à Montpellier tout l'an 1806. La diathèse bilieuse, à son tour, a formé le mode stationnaire des fièvres cardinales (§. 89);

et cette diathèse aurait dominé exclusivement sans l'intercurrence des saisons physiques (§. 90).

§. 105. Le plus grand nombre et les plus dangereux changemens arrivent, disait Hippocrate, pendant les quatre époques qu'on est convenu d'appeler les solstices et les équinoxes, mais sur-tout pendant le solstice d'été et pendant l'équinoxe d'automne. On sait que ces époques sont toujours plus remarquables par des ouragans qui bouleversent l'atmosphère, que par des excès de chaleur. Voilà donc un commencement de preuve pour attribuer aux saisons physiques le plus grand nombre de ces dangereux changemens. Cette conséquence devient en quelque sorte évidente, lorsque, parmi les mois de 1806, ce sont précisément ceux où la chaleur a été moins élevée que les attaques ont été plus fréquentes. Ces maladies proviennent donc en général des variations subites de l'atmosphère ; car nous trouvons encore dans le Tableau n.° XXVII, que le plus grand nombre des attaques apoplectiques coïncident avec les vents les plus impétueux du pays, le *Circius* et l'est - sud - est. (§. 73 et 74). On peut voir un rapprochement semblable dans le Tableau des diverses attaques qui ont succédé à des excès de pesanteur ou de légéreté de l'air, pendant le mois de Ventôse an 11, par M. Méjan (1). Et si l'on calcule que, sur onze individus portés sur ce Tableau, six ont péri subitement, on avouera que nous avons pu regarder comme un fait constant à Montpellier que les saisons physiques sont plus graves et plus meurtrières que l'influence des saisons célestes (§. 94). Les unes exercent leur plus grand ravage en été; les autres au contraire semblent attendre la fin de cette saison, pour pouvoir, à leur tour, reprendre leur empire; tant il est vrai qu'au moral comme au physique, on pourrait appliquer ici cet axiome connu : *Duobus doloribus semel obortis, vehementior obscurat alteram.*

§. 106. Ce n'est point assez de cet examen analytique de l'influence du climat, pour le développement des maladies aiguës, ni de signaler parmi ces affections celles qui paraissent mortelles ou bénignes, suivant qu'elles proviennent des saisons célestes ou des saisons physiques, il me reste à déterminer quel est le nombre des malades et le rapport des morts à la population (§. 103); ce qui va faire l'objet d'une section particulière.

---

(1) Annales de la Société de Médecine-Pratique de Montpellier, Cah. de Floréal an 11, p. 247.

SECTION SEPTIÈME.

Rapport des décès avec le climat de Montpellier.

§. 107. Dans le Tableau n.° XXVIII, le mouvement des malades de la Charité, en 1806, donne un produit net de 1673, parmi lesquels 101 ont succombé; ce qui fait un peu plus de 60 décès par mille, ou six individus sur cent. D'après le Tableau n.° XXX, il est mort à Montpellier, depuis l'an 1 jusqu'à l'an 14 inclusivement, 21,372 personnes; ce qui porte le terme moyen des décès à 1,526 annuellement. Or, si 60 nous ont donné mille dans le n.° XXVIII, 1,526 morts devraient représenter 25,000 malades; ce qui ferait presque la population de la ville, et Montpellier serait conséquemment peu salubre, ou très-maladif, si cette expression m'est permise. Mais poursuivons les rapports de la mortalité.

§. 108. Nous avons prouvé que le *minimum* de la population s'élève à 32,407 individus (§. 32). En divisant ce nombre par 1,526, terme moyen annuel des décès (§. 107), il ne mourrait qu'un homme sur vingt-un; ce qui ferait espérer soixante années de vie. Le Docteur Price a effectivement calculé que dans le pays de Vaud, en Suisse, qui passe pour une contrée des plus salubres de l'Europe, il n'y a, tout juste qu'une personne sur vingt-une et demie qui parvienne à l'âge de quatre-vingts ans. Mais le nombre de 1,526 n'est-il pas au-dessus de la mortalité réelle des habitans de Montpellier ?

§. 109. Dans le Tableau n.° XXX, je vois d'abord qu'il est mort, en l'an 2 et en l'an 3, 6,066 individus, au lieu de 3,052 ; ce qui doit diminuer d'autant plus la proportion moyenne des décès, que l'excédent n'a pesé véritablement que sur des personnes étrangères à la ville, ou des soldats qu'on évacuait de Perpignan. Le mouvement de ces malades était si prodigieux à cette époque, qu'on avait établi cinq Hôpitaux dans Montpellier. D'ailleurs il suffit de parcourir les colonnes des sexes des individus qui sont morts en l'an 2, pour juger que la plus grande mortalité se trouve parmi les mâles ; et si l'on s'arrête ensuite à la période des âges de 20 à 30 ans, on verra qu'il est mort 1,070 hommes d'un côté, et de l'autre seulement 52 femmes. La mortalité fut moins grande en l'an 3. Cependant il mourut alors, d'après des relevés exacts qui m'ont été fournis par M. Farradesche, 1,316 malades dans les hôpitaux, parmi lesquels on distinguait 1,128 militaires.

D'après ces considérations, je crois être fondé à ne porter qu'à 1,200 la quantité moyenne annuelle des décès des habitans de Montpellier. Faites abstraction des décès de l'an 2 et de l'an 3, additionnez les totaux des douze autres années, et vous n'aurez pour terme moyen que 1,275, au lieu de 1,526 (§. 108). Mais il est mort, en l'an 8 et en l'an 9, 335 militaires à l'Hôtel-Dieu. Dans le moment actuel, cet Hospice encore est plein de prisonniers, et il serait à désirer que, sur des mouvemens aussi fréquens, le nombre des morts pût être réduit à 75 annuellement parmi les individus de cette classe. Il ne reste donc qu'un produit net de 1,200 ; et ce qui prouve que ce nombre même serait peut-être au-dessus de l'estimation réelle de la mortalité annuelle à Montpellier, c'est que le nécrologe de M. Mourgue, qui comprend une période de vingt-une années consécutives, antérieures aux nôtres, ne contient que 23,366 morts ; ce qui réduit véritablement à 112 le terme annuel des décès. Ainsi l'on peut établir pour Montpellier le rapport des morts à la population comme un est à vingt-neuf et demi, ou qu'il y meurt annuellement une personne sur trente. Or, les calculs sur les probabilités de la vie, dit M. Mourgue, démontrent que les pays les plus réputés pour être les plus salubres, ne fournissent pas des perspectives plus satisfaisantes pour ceux qui considèrent une longue vie comme un très-grand bien (1).

§. 110. Il est cruel, dira-t-on, de jouir d'une longue carrière, si la santé est toujours languissante dans le pays où l'on vit. Sous ce rapport, le climat de Montpellier est très-peu salubre relativement aux individus, si les malades sont aussi nombreux que la population (§. 107). Cette question, comme on le voit, est du plus grand intérêt dans une Topographie. Et voici quelles sont nos données pour la résoudre, au moins d'une manière satisfaisante.

§. 111. On traite annuellement, dans les Hospices de Montpellier, deux mille individus, abstraction faite des militaires. On peut également porter à deux mille le nombre des personnes que les Médecins de la Charité visitent dans la ville, puisque le mouvement des malades, en 1806, qui est une des années les plus saines, se monte à 1,673, d'après le Tableau n.° XXVIII. Malgré l'aisance qui règne à Montpellier (§. 48), j'estime que ces quatre mille malades représentent le tiers de la population.

(1) Ouvrage cité de Statistique.

D'après ce calcul, le nombre des gens aisés serait réduit à 20,000, et ne produirait, pour le tiers, que 6,000 malades, lesquels réunis avec les 4,000 pris parmi les pauvres, formeraient un total de 10,000 malades seulement, au lieu de 25,000, qui était le résultat d'une première approximation (§. 107).

§. 112. On ne manquera pas de nous observer ici que, si 12,000 individus atteints par le malheur, ou dénués de secours, ne donnent annuellement que 4,000 malades, il est impossible que des gens aisés, et qui jouissent la plupart de tous les agrémens de la vie, fournissent la même proportion. Mais cette objection, fût-elle vraie, et voulût-on réduire même le nombre des malades à zéro, si celui des décès se monte à 1,200, d'après le calcul le plus modéré (§. 109), il résulte indubitablement que, sur 10 personnes malades à Montpellier, 9 seulement guérissent ou échappent à la mort, et que le climat est conséquemment meurtrier relativement aux individus, quoiqu'il ne le soit pas relativement à l'espèce (§. 109).

§. 113. Quand je remonte aux causes de cette mortalité, je n'en vois point de plus puissante que les saisons physiques. J'ai déjà fait connaître l'influence spéciale des saisons (§. 94), et je trouve un complément de preuves dans les rapprochemens suivans. Le Tableau des décès des mois collectifs, n.° XXXI, montre évidemment que les mois les plus chauds, tels que Messidor et Thermidor, sont moins chargés que ceux de Vendémiaire et de Brumaire; et le n.° XXXII, ou le Tableau des décès des saisons collectives, confirme également que l'automne, à son tour, est plus meurtrière que l'été. Je ne pense pas qu'on voulût nous opposer ici l'esprit de cet axiome de l'École : « *Morbi præsentes à* » *præterita temporum conditione fluunt;* » car *accipiunt etiam differentiam à con-* » *ditione præsentis.* »

§. 114. Le pays qui engendre le moins de maladies, doit inspirer sans doute un grand désir de s'y fixer; mais ce pays n'est salubre que relativement à l'espèce; il est meurtrier pour les individus (§. 109). Et comme la plupart des hommes aiment mieux traîner une vie languissante, et avoir l'espérance de vivre plus long-temps, s'il existe un pays qui, en abrégeant, je suppose de 30 ans, le terme fixé par la nature (§. 11), offre l'assurance de 70 ans de vie pour chaque individu; on sent, dis-je, combien la distinction de la mortalité relative est importante à connaître, pour comparer et avoir une idée juste de la salubrité réelle de pays à pays, et pour y établir surtout un système uniforme de législation. Il n'y a qu'un peuple qui possède la santé, qui puisse embrasser le parti des armes et se rendre puissant. Le peuple au contraire dont l'organisation est faible ou maladive, doit renoncer à un gouvernement militaire, et cultiver en paix, s'il lui est possible, le Commerce, les Sciences et les Arts.

§. 115. Le rapport de la mortalité des sexes, comparés entr'eux, me fournirait encore des applications utiles, si je voulais m'y appesantir. Le rapport de cette mortalité affraie véritablement, lorsqu'on remarque, dans le Tableau des décès, que, sur 21,372 personnes, il est mort 12,811 hommes et 8,561 femmes seulement. La différence est 1,250. Mais nous avons observé qu'il y avait à Montpellier cinq Hôpitaux, et que les hommes qui y ont succombé étaient pour la plupart étrangers à la ville (§. 109). Si l'on soustrait en conséquence les six colonnes du Tableau, qui représentent les décès militaires, et qu'on additionne le nombre des morts, seulement depuis l'âge de 40 jusqu'à celui de cent ans d'une part, et de l'autre, tous les individus morts au-dessous de dix ans, l'excédant de la mortalité parmi les hommes ne produira qu'un nombre de

90 dans la première opération, et de 446 dans la seconde ; ce qui fait juste 536, au lieu de 4,250.

§. 116. Nous voici parvenu maintenant au point le plus important à connaître, pour résoudre le problême que je me suis proposé (§. 11). Il s'agit de trouver, dans le rapport de la mortalité des âges des personnes qui sont mortes à Montpellier, depuis l'an 1 jusqu'en l'an 14 inclusivement, la preuve que ce pays est assez salubre pour que l'homme puisse espérer d'y vivre le terme assigné par la nature, c'est-à-dire, 90 ou 100 ans; et je vais y procéder d'après le calcul même établi par Buffon.

§. 117. I. Le quart du genre humain, dit ce Naturaliste célèbre, périt, pour ainsi dire, avant d'avoir vu la lumière, puisqu'il en meurt près d'un-quart dans les premiers onze mois de la vie ; et dans ce court espace de temps, il en meurt beaucoup plus au-dessous de cinq mois qu'au-dessus (1).

Le quart des morts, dans mon Tableau des décès, n.° XXX, fait . . . 5,343.

Le nombre d'enfans morts de la naissance à un an, est . . . 4,062.

(1) Ouvrage cité, tom. 3, pag. 189.

Différence en faveur de la longévité . . . . 1,281.

II. Le tiers du genre humain périt avant d'avoir atteint l'âge de vingt - trois mois, c'est-à-dire, avant d'avoir fait usage de ses membres et de ses autres organes.

Il est mort à Montpellier, dans la période de 1 à 5 ans, 3,425 enfans, qui, réunis aux 4,062 de la première période, ou de la naissance à 1 an, font . . . . . 7,487.

Le tiers de la totalité des décès d'après notre Tableau, n'est que 7,124.

Excédant . . . . 363.

III. La moitié du genre humain périt avant l'âge de huit ans un mois, c'est-à-dire, avant que le corps soit développé, et avant que l'ame ne se manifeste par la raison.

La moitié des décès du Tableau n.° XXX, fait . . . . 10,686.

Tous les individus morts à Montpellier, au-dessous de dix ans, font. . . . . 8,222.

Différence en faveur de la longévité . . . . 2,464.

IV. Les deux - tiers du genre humain périssent avant l'âge de trente - neuf ans; en sorte qu'il n'y a guère qu'un tiers des hommes qui puissent propager l'espèce; et qu'il n'y en a pas un tiers qui puissent prendre état de consistance dans la Société.

Les deux-tiers des décès à Montpellier, font . . . . 14,248.

Tous les individus morts au-dessous de 40 ans, forment au total 14,393.

Excédant contraire à la longévité 145.

V. Les trois-quarts du genre humain périssent avant l'âge de 51 ans, c'est-à-dire, avant d'avoir rien achevé pour soi-même, peu fait pour sa famille, et rien pour les autres.

Les trois-quarts de la totalité des décès à Montpellier, font . . . . 16,029.

Tous les individus qui sont morts jusqu'à la période de 50 à 60 ans, font . , ... 17,375.

Excédant . . . . 1,346.

A la vérité, cet excédant est le plus fort de tous; et on en prévoit sans doute la cause en ce que j'ai compris dans mon dénombrement des personnes âgées de 59 ans, tandis que Buffon s'arrête à 51 ans révolus, mais en ne calculant même que du jour de la naissance jusqu'à la période de 40 à 50 ans.

VI. Sur 291 enfans qui naissent, ajoute

Buffon, un seul se traîne jusqu'à 90 ans.

Mon Tableau des décès prouve qu'il est mort à Montpellier 89 personnes âgées de 90 ans. Ce nombre, multiplié par 291, fait. . . . . 25,899.

Le total des décès n'est que 21,372.

Différence en faveur de la longévité . . . . 4,527.

VII. Sur 11,996, enfin, un seul languit jusqu'à 100 ans révolus.

Dans le Tableau n.° XXXIII, il est constant qu'il est mort à Montpellier, depuis l'an 1 à l'an 14 inclusivement, six centenaires, parmi lesquels il en est un qui avait 107 ans. En procédant comme je l'ai fait ci-dessus, ces six centenaires représentent . . . . 71,976.

Le total des décès n'est que. . 21,372.

Différence en faveur de la longévité . . . . 50,604.

§. 118. Je ne crois pas qu'on puisse terminer le rapport de la mortalité des âges (§. 116) par des rapprochemens plus heureux en faveur de la salubrité du sol de Montpellier; mais ce rapport, nous l'avons déjà dit, ne doit s'entendre que relativement à l'espèce; car il n'est pas aussi favorable quand on le considère relativement aux individus (§. 112). Curieux d'apprécier la différence de ce rapport dans un même pays, j'ai pensé que je ne pouvais mieux le connaître, ni le découvrir, qu'en dressant moi-même le Tableau de la population de Montpellier, d'après l'âge et le sexe de toutes les personnes qui habitaient la ville en 1806. Ce travail, très-pénible d'ailleurs, comme on peut le croire, offre à tout le monde le rapprochement suivant.

I. Sur 32,407 individus, il doit y en avoir cent onze, d'après Buffon, de quatre-vingt-dix ans, ci . . . . 111.

Mon Tableau n.° XXXIV n'en porte que vingt-cinq, ci. . . . . 25.

Excédant contraire à la longévité . . . . 86.

II. On doit trouver encore, d'après Buffon, trois centenaires sur une population de 35,988 ames, et celle de Montpellier n'est que de 32,000. Néanmoins l'excédant contraire à la longévité ne serait pas ici considérable, si les deux individus portés dans le Tableau n.° XXXV, avaient 100 ans révolus; mais ils n'en ont, l'un et l'autre, que 97. A la vérité, on peut leur supposer, avec Buffon, l'espérance légitime de trois années de vie, et c'est cette considération qui m'a déterminé à former un Tableau des centenaires vivans, d'ailleurs indispensable dans une Topographie. Voici ce Tableau qui, joint à ceux des naissances et des mariages qui ont eu lieu à Montpellier pendant quatorze années, commencent la huitième section de ce Mémoire, et lui appartiennent nécessairement.

N.° XXXIV.

N

TABLEAU du M
Charité de Montp
Paul et St.-Mathie

MOIS.	MALA		
	Hommes.	Femmes.	
Janvier.	36	40	
Février.	28	27	
Mars.	13	17	
Avril.	15	14	
Mai.	18	17	
Juin.	12	17	
Juillet.	32	19	
Aout.	27	14	
Septembre.	29	16	
Octobre.	26	15	
Novembre.	20	13	
Décembre.	23	12	
Totaux.	279	221	3

N.° XXIX.

TABLEAU du Mouvement des Malades de la Charité de Montpellier, des Sixains Ste.-Foi, St.-Paul et St.-Mathieu, pendant chaque mois de 1806.

MOIS.	MALADES. Hommes.	MALADES. Femmes.	MALADES. Enfans.	MALADES. Vieillards	TOTAL DES MALADES.	MORTS. Hommes.	MORTS. Femmes.	MORTS. Enfans.	MORTS. Vieillards	TOTAL DES MORTS.
JANVIER.	36	40	19	17	112	1	2	»	2	5
FÉVRIER.	28	27	25	18	98	1	1	»	1	3
MARS.	13	17	21	5	56	1	1	1	1	4
AVRIL.	15	14	23	9	61	»	»	1	1	2
MAI.	18	17	20	4	59	1	2	»	1	4
JUIN.	12	17	20	10	59	»	1	2	2	5
JUILLET.	32	19	46	7	104	1	»	1	1	3
AOUT.	27	14	41	10	92	2	1	3	»	6
SEPTEMBRE.	29	16	41	6	92	3	»	3	3	9
OCTOBRE.	26	15	33	8	82	1	2	2	2	6
NOVEMBRE.	20	13	26	11	70	»	2	1	1	5
DÉCEMBRE.	23	12	22	9	66	1	1	2	2	6
TOTAUX.	279	221	337	114	951	12	13	16	17	58

N.° XXX.

TABLEAU des Décès à Montpellier, depuis l'an 1 jusqu'en l'an 14 inclusivement.

Années	Jusq. 1 an.		De 1 à 5.		De 5 à 10.		De 10 à 20.		De 20 à 30.		De 30 à 40.		De 40 à 50.		De 50 à 60.		De 60 à 70.		De 70 à 80.		De 80 à 90.		De 90 à 100		Totalité des âges.		Total.
	Mâles.	Femelles.	Mâles.	Femelles.	Mâles.	Femelles.	Mâles.	Femelles.	Mâles.	Femelles.	Mâles.	Femelles.	Mâles.	Femelles.	Mâles.	Femelles.	Mâles.	Femelles.	Mâles.	Femelles.	Mâles.	Femelles.	Mâles.	Femelles.	Mâles.	Femelles.	
I.	141	126	137	142	25	24	52	27	76	40	52	40	52	41	63	49	65	63	46	55	19	34	2	2	728	643	1371
II.	228	220	259	213	69	64	289	35	1070	52	211	67	145	67	114	94	112	94	72	117	16	47	»	7	2585	1075	3660
III.	179	170	76	72	24	21	196	19	808	28	109	52	82	61	92	66	76	86	54	72	13	42	2	6	1711	695	2406
IV.	115	100	69	71	14	16	60	14	518	30	43	27	54	31	41	49	51	66	47	49	21	32	1	2	1040	487	1527
V.	164	127	151	129	55	50	24	24	31	28	41	26	45	55	48	42	53	42	50	53	15	18	»	»	615	554	1169
VI.	167	142	137	136	29	56	25	15	65	15	57	37	37	21	31	15	42	52	32	28	15	18	4	4	617	499	1116
VII.	148	119	64	64	7	9	11	9	35	23	51	19	39	36	55	40	45	41	45	49	18	22	2	3	498	434	932
VIII.	191	149	113	114	24	29	48	13	258	52	50	40	65	48	65	41	64	64	36	53	11	36	1	5	924	626	1550
IX.	162	142	154	171	26	27	20	14	130	58	49	40	61	31	54	37	64	54	33	54	26	25	1	2	780	635	1415
X.	133	114	82	87	26	15	18	13	62	31	40	34	55	41	43	40	67	61	46	45	28	32	2	5	602	516	1118
XI.	148	109	205	150	26	15	21	17	61	32	50	31	70	42	62	37	60	65	47	82	25	42	3	4	776	624	1400
XII.	164	152	152	165	34	55	19	25	43	39	43	43	43	41	70	45	55	55	46	72	15	41	1	3	685	694	1379
XIII.	134	101	77	67	11	18	28	20	44	37	49	36	64	58	72	49	51	43	51	54	19	32	3	14	603	529	1132
XIV.	127	110	101	89	30	20	28	26	54	17	38	29	58	40	65	44	53	56	62	68	29	43	2	8	647	550	1197
Tot.	2201	1861	1733	1670	378	357	857	271	3251	442	849	521	868	593	875	646	858	822	647	849	268	464	24	65	12811	8561	21372

X.

an 1 *jusqu'en l'an* 14 *inclusivement.*

50 à 60.		De 60 à 70.		De 70 à 80.		De 80 à 90.		De 90 à 100		Totalité des âges.		Total.
Mâles.	Femelles.	Mâles.	Femelles.	Mâles.	Femelles.	Mâles.	Femelles.	Mâles.	Femelles.	Mâles.	Femelles.	
63	49	65	65	46	53	19	34	2	2	728	643	1371
14	94	112	94	72	117	16	47	»	7	2585	1075	3660
92	66	76	86	54	72	13	42	2	6	1711	695	2406
41	49	51	66	47	49	21	32	1	2	1040	487	1527
48	42	55	42	30	53	13	18	»	»	615	554	1169
31	15	42	32	32	28	15	18	4	4	617	499	1116
55	40	45	41	45	49	18	22	2	3	498	434	932
65	41	64	64	36	53	11	36	1	5	924	626	1550
54	37	64	54	33	54	26	25	1	2	780	635	1415
43	40	67	61	46	45	28	32	2	5	602	516	1118
62	37	60	63	47	82	25	42	3	4	776	624	1400
70	43	55	55	46	72	15	41	1	3	685	694	1379
72	49	51	43	51	54	19	32	3	14	603	529	1132
35	44	53	56	62	68	29	43	2	8	647	550	1197
75	646	858	822	647	849	268	464	24	65	12811	8561	21372

Inclusivement, réduit en Mois collectifs.

MOIS.	Jus. 60 à 70.		De 70 à 80.		De 80 à 90.		De 90 à 100.		Totalité des âges.		Total.
	Mâles.	Femelles.	Mâles.	Femelles.	Mâles.	Femelles.	Mâles.	Femelles.	Mâles.	Femelles.	
Vend.	1932	64	47	54	14	22	1	3	1482	838	2320
Brum.	1985	83	67	69	28	30	4	6	1402	746	2148
Frim.	1584	70	61	74	29	57	1	5	1145	701	1846
Nivôse	1974	71	66	82	28	55	1	14	1090	674	1764
Pluv.	1900	83	70	80	29	49	5	15	1130	696	1826
Vent.	1667	85	61	78	18	58	2	4	862	665	1527
Germ.	1266	57	44	77	27	39	1	4	855	561	1414
Flor.	1180	64	52	62	21	25	2	1	730	549	1279
Prair.	1561	65	41	50	13	35	»	1	711	574	1285
Messid	1761	56	34	58	15	34	2	7	771	664	1435
Ther.	2540	47	55	77	21	57	1	1	1011	810	1821
Fruct. et jours compl.	2860	79	69	88	25	45	4	6	1624	1085	2707
Tot.	2201 58	822	647	849	268	464	24	65	12811	8561	21572

N.° XXXI.

TABLEAU des Décès à Montpellier, depuis l'an 1 jusqu'à l'an 14 inclusivement, réduit en Mois collectifs.

MOIS.	Jusq. 1 an.		De 1 à 5.		De 5 à 10.		De 10 à 20.		De 20 à 30.		De 30 à 40.		De 40 à 50.		De 50 à 60.		De 60 à 70.		De 70 à 80.		De 80 à 90.		De 90 à 100.		Totalité des âges.		Total.
	Mâles.	Femelles.	Mâles.	Femelles.	Mâles.	Femelles.	Mâles.	Femelles.	Mâles.	Femelles.	Mâles.	Femelles.	Mâles.	Femelles.	Mâles.	Femelles.	Mâles.	Femelles.	Mâles.	Femelles.	Mâles.	Femelles.	Mâles.	Femelles.	Mâles.	Femelles.	
Vend.	191	180	259	264	55	41	95	26	306	48	79	52	77	47	80	37	82	64	47	54	14	22	1	3	1482	818	2300
Brum.	199	149	177	174	42	26	126	28	435	33	81	47	69	49	71	52	85	85	67	60	28	30	4	6	1402	746	2148
Frim.	158	152	127	116	38	51	97	23	306	36	105	42	79	50	82	59	64	70	61	73	29	57	1	5	1145	701	1846
Nivôse	192	146	81	94	25	22	77	17	305	26	75	59	82	56	84	58	74	73	66	82	28	53	1	14	1090	674	1764
Pluv.	194	149	101	88	16	18	72	19	284	41	95	45	82	51	84	63	100	85	70	80	29	49	5	15	1130	696	1826
Vent.	162	127	75	73	23	19	41	31	152	47	74	59	75	51	71	65	67	85	61	78	18	58	2	4	862	665	1527
Germ.	129	95	84	75	17	20	57	17	242	44	55	46	55	57	76	44	66	57	44	77	27	39	1	4	853	561	1414
Flor.	118	100	74	71	25	25	62	26	166	37	57	42	56	54	67	46	50	64	52	62	21	25	2	1	730	549	1279
Prair.	159	146	65	80	24	25	25	19	122	20	51	46	60	48	60	45	61	65	41	50	13	33	2	1	711	574	1285
Mossid	179	182	123	116	24	30	52	25	114	29	54	54	62	42	51	51	61	56	54	58	15	34	2	7	771	664	1435
Ther.	254	212	200	190	37	39	54	25	163	39	54	39	70	50	72	56	50	47	55	77	21	57	1	1	1011	810	1821
Fruct. et jours compl.	286	226	337	327	56	57	80	27	396	42	73	56	101	58	77	72	100	79	69	88	25	45	4	6	1624	1083	2707
Tot.	2201	1861	1755	1670	378	357	837	271	3051	442	849	520	868	595	875	646	858	822	647	849	268	464	24	65	12811	8561	21372

N.° XXXII.

TABLEAU des Décès à Montpellier, depuis l'an 1 jusqu'à l'an 14 inclusivement, réduit en Saisons partielles et collectives.

ANNÉES.	AUTOMN.		HIVER.		PRINTEM.		ÉTÉ.		TOTALITÉ.		TOTAL.
	Mâles.	Femell.	Mâles.	Femell.	Mâles.	Femell.	Mâles.	Femell.	Mâles.	Femell.	
I.	171	163	207	156	125	141	225	183	728	643	1371
II.	509	190	644	212	643	273	789	400	2585	1075	3660
III.	877	212	421	178	198	130	215	175	1711	695	2406
IV.	645	148	154	141	102	92	139	106	1040	487	1527
V.	136	127	150	107	93	107	236	213	615	554	1169
VI.	233	215	159	105	94	79	131	100	617	499	1116
VII.	106	100	129	118	96	87	167	129	498	434	932
VIII.	167	146	241	142	190	112	326	226	924	626	1550
IX.	292	238	182	129	138	113	168	155	780	635	1415
X.	164	112	160	176	107	107	171	121	602	516	1118
XI.	167	126	143	153	125	99	341	246	776	624	1400
XII.	257	251	134	158	124	115	150	170	685	694	1379
XIII.	148	126	162	126	129	110	164	167	603	529	1132
XIV.	157	131	176	134	130	119	184	166	647	550	1197
TOTAUX.	4029	2285	3082	2035	2294	1684	3406	2557	12811	8561	21372
Saisons collect.	6314		5117		3978		5963		21372		

N.° XXXII.

...LEAU des Décès à Montpellier, depuis ...1 jusqu'à l'an 14 inclusivement, réduit ...aisons partielles et collectives.

...OMN.	HIVER.		PRINTEM.		ÉTÉ.		TOTALITÉ.		TOTAL.
Femell.	Mâles.	Femell.	Mâles.	Femell.	Mâles.	Femell.	Mâles.	Femell.	
163	207	156	125	141	225	183	728	643	1371
190	644	212	643	273	789	400	2585	1075	3660
212	421	178	198	130	215	175	1711	695	2406
148	154	141	102	92	139	106	1040	487	1527
127	150	107	93	107	236	213	615	554	1169
215	159	105	94	79	131	100	617	499	1116
100	129	118	96	87	167	129	498	434	932
146	241	142	190	112	326	226	924	626	1550
238	182	129	138	113	168	155	780	635	1415
112	160	176	107	107	171	121	602	516	1118
126	143	153	125	99	341	246	776	624	1400
251	154	158	124	115	150	170	685	694	1379
126	162	126	129	110	164	167	603	529	1132
131	176	134	130	119	184	166	647	550	1197
2285	3082	2035	2294	1684	3406	2557	12811	8561	21372
...314	5117		3978		5963		21372		

4 inclusivement, réduit en Saisons collectives,
te individu.

SAISONS.	De 60 à 70.		De 70 à 80.		De 80 à 90.		De 90 à 100		TOTALITÉ.		TOTAL.
	Mâles.	Femelles.	Mâles.	Femelles.	Mâles.	Femelles.	Mâles.	Femelles.	Mâles.	Femelles.	
Autom	229	217	175	197	71	89	6	14	4029	2285	6314
Hiver	241	257	197	240	75	162	8	31	3082	2035	5117
Print	177	186	117	189	61	97	5	6	2294	1684	3978
Été.	191	176	145	213	59	109	7	13	3080	2587	5467
Jours	20	6	13	10	2	7	»	1	326	170	496
Tot	858	822	647	849	268	464	24	65	12811	8561	21572

N.° XXXII *bis.*

***TABLEAU** des Décès à Montpellier, depuis l'an 1 jusqu'à l'an 14 inclusivement, réduit en Saisons collectives, d'après l'âge et le sexe de chaque individu.*

SAISONS.	Jusq. à 1 an.		De 1 à 5.		De 5 à 10.		De 10 à 20.		De 20 à 30.		De 30 à 40.		De 40 à 50.		De 50 à 60.		De 60 à 70.		De 70 à 80.		De 80 à 90.		De 90 à 100.		TOTALITÉ.		TOTAL.
	Mâles.	Femelles.	Mâles.	Femelles.	Mâles.	Femelles.	Mâles.	Femelles.	Mâles.	Femelles.	Mâles.	Femelles.	Mâles.	Femelles.	Mâles.	Femelles.	Mâles.	Femelles.	Mâles.	Femelles.	Mâles.	Femelles.	Mâles.	Femelles.	Mâles.	Femelles.	
Autom.	548	481	565	554	155	98	316	77	1267	117	265	141	[illegible]	152	255	148	[illegible]	[illegible]	175	197	71	89	6	14	[illegible]	2283	6514
Hiver.	548	419	259	257	62	59	191	57	781	114	242	125	259	152	259	184	241	[illegible]	197	[illegible]	75	16	8	31	3080	2057	5117
Print.	406	541	255	226	66	74	144	62	550	101	165	128	171	159	205	155	177	186	117	182	61	9	5	6	[illegible]	168	3978
Été.	665	595	624	575	107	112	168	70	557	103	168	116	219	140	190	165	19	176	1 5	217	59	109	7	17	3080	258	546
Jours c.	34	25	56	58	10	14	18	5	136	7	15	1	14	10	10	14	20	6	15	10	2	7	2	1	326	170	496
TOT.	2201	1861	1755	1670	578	557	857	271	5251	442	849	521	868	595	875	646	858	822	647	849	268	464	24	65	12811	8561	21372

N.° XXXIII.

TABLEAU des Centenaires morts à Montpellier, depuis l'an 1 jusqu'à l'an 14 inclus.

ANNÉES	MOIS.	SEXE. MALE.	SEXE. FEMELL.	AGE.	CÉLIB. ou MARIÉ.	CONDIT. ou PROFESS.	TOTAL
I.	Ventôse.	1	»	102	Veuf.	Cordon.	1
IV.	Pluviôse.	»	1	101	Veuve.	»	1
VII.	Nivôse	»	1	102	Veuve.	»	2
	Thermil.	1	»	103	Veuf.	Maçon.	
VIII.	Floréal.	1	»	107	Célibat.	Pauvre.	1
X.	Thermid.	»	1	103	Veuve.	»	1
TOTAUX	»	3	3	»	»	»	6

§. 103

N.o XXXIII.

1U des Centenaires morts à Mont-
lepuis l'an 1 jusqu'à l'an 14 inclus.

	SEXE. MALE.	SEXE. FEMELL	AGE.	CÉLIB. ou MARIÉ.	CONDIT. ou PROFESS.	TOTAL
e.	1	»	102	Veuf.	Cordon.	1
e.	»	1	101	Veuve.	»	1
.	»	1	102	Veuve.	»	2
d.	1	»	103	Veuf.	Maçon.	
.	1	»	107	Célibat.	Pauvre.	1
d.	»	1	103	Veuve.	»	1
	3	3	»	»	»	6

TABLprès l'âge et le sexe de chaque individu ,

NOMS DES SIXAINS.	De 70. à Mâles.	Femelles.	De 70 à 80. Mâles.	Femelles.	De 80 à 90. Mâles.	Femelles.	De 90 à 100. Mâles.	Femelles.	TOTALITÉ. Mâles.	Femelles.	TOTAL.
1. Six. dit *Ste. Foi.*	4(166		54	77	16	22	1	2	2778	2984	5782
2 Six. dit *St. Paul.*	5268		101	125	21	63	1	8	3638	4171	7809
3 Six. dit *Ste. Anne.*	5178		63	88	11	30	1	1	2409	2676	5085
4 Six. dit *St. Firmin*	3127		58	53	23	15	»	2	1800	1964	3764
5 Six. dit *Ste. Croix.*	4239		74	99	29	51	3	5	2441	2855	5296
6 Six. dit *St. Math.*	3158		53	63	18	36	2	1	2205	2486	4691
TOT.	24(36		403	505	118	215	8	17	15271	17136	32407
			908		333		25		32407		

N.° XXXIV.

TABLEAU de la Population de la ville de Montpellier en 1806, d'après l'âge et le sexe de chaque individu, et les six Sixains de la ville.

NOMS DES SIXAINS.	De la naiss. à 1 an.		De 1 à 5.		De 5 à 10.		De 10 à 20.		De 20 à 30.		De 30 à 40.		De 40 à 50.		De 50 à 60.		De 60 à 70.		De 70 à 80.		De 80 à 90.		De 90 à 100.		TOTALITÉ.		TOTAL.
	Mâles.	Femelles.	Mâles.	Femelles.	Mâles.	Femelles.	Mâles.	Femelles.	Mâles.	Femelles.	Mâles.	Femelles.	Mâles.	Femelles.	Mâles.	Femelles.	Mâles.	Femelles.	Mâles.	Femelles.	Mâles.	Femelles.	Mâles.	Femelles.	Mâles.	Femelles.	
1 Six. dit *Ste. Foi.*	40	30	269	229	302	295	571	474	315	527	552	447	398	459	288	256	172	166	34	77	16	22	1	2	2778	2984	5782
2 Six. dit *St. Paul.*	53	75	353	354	410	352	638	617	450	666	430	601	509	611	459	431	211	268	101	125	21	65	1	8	3638	4171	7809
3 Six. dit *Ste. Anne.*	51	38	261	257	312	257	399	401	302	432	314	385	326	366	242	245	127	178	63	88	11	30	1	1	2409	2676	5085
4 Six. dit *St. Firmin*	31	34	179	200	194	184	322	307	258	323	231	276	238	260	164	185	102	127	38	55	25	15	»	2	1800	1964	3764
5 Six. dit *Ste. Croix.*	41	55	201	243	268	247	437	428	352	427	304	407	325	368	256	290	171	259	74	99	29	51	5	3	2441	2855	5296
6 Six. dit *St. Math.*	31	49	217	255	289	258	384	385	270	544	273	563	323	570	220	222	125	158	55	65	18	36	2	1	2205	2486	4691
TOT.	249	281	1480	1518	1775	1591	2751	2612	1947	2719	1924	2481	2119	2434	1589	1627	908	1136	403	505	118	215	8	17	15271	17136	32407
	530		2998		3366		5363		4666		4405		4553		3216		2044		908		333		25		32407		

N.o XXXV.

TABLEAU des Centenaires vivant à Montpellier, en 1806, dans les Sixains de la ville.

NOMS des SIXAINS.	SEXE. MALE.	SEXE. FEMELLE.	AGE.	TOTAL.
Ste.-Foi.	»	1	97	1
St.-Paul.	»	»	»	»
Ste.-Anne	»	1	97	1
S.-Firmin	»	»	»	»
Ste.Croix	»	»	»	»
St.-Math.	»	»	»	»
TOTAUX.	»	2	»	2

N.° XXXVI.

TABLEAU des Naissances dans Montpellier, depuis l'an 1 jusqu'à l'an 14 inclusivement.

ANNÉES.	ENFANS LÉGITIMES.		ENFANS NATURELS.		TOTALITÉ.		TOTAL.
	Mâl.	Fem.	Mâl.	Fem.	Mâl.	Fem.	
I.	578	590	58	48	636	638	1274
II.	557	547	29	37	586	584	1170
III.	622	545	60	56	682	601	1283
IV.	559	520	55	56	614	576	1190
V.	670	602	73	52	743	654	1397
VI.	681	628	64	65	745	693	1438
VII.	599	612	67	69	666	681	1347
VIII.	609	606	76	72	685	678	1363
IX.	565	542	82	81	647	623	1270
X.	601	554	92	69	693	623	1316
XI.	543	525	78	64	621	589	1210
XII.	590	564	80	71	670	635	1305
XIII.	518	532	67	63	585	595	1180
XIV.	536	540	79	69	615	609	1224
TOT.	8228	7907	960	872	9188	8779	17967

N.° XXXVII.

TABLEAU des Naissances à Montpellier, depuis l'an 1 jusqu'à l'an 14 inclusiv. réduit en Mois collectifs.

MOIS.	ENFANS LÉGITIMES.		ENFANS NATURELS.		TOTALITÉ.		TOTAL.
	Mâl.	Fem.	Mâl.	Fem.	Mâl.	Fem.	
Vendém	659	607	72	69	731	676	1407
Brum.	663	712	94	84	757	796	1553
Frim.	704	707	85	61	789	768	1557
Nivôse.	766	742	77	88	843	830	1673
Pluviôse	779	742	83	76	862	818	1680
Ventôse.	741	678	70	70	811	748	1559
Germin.	694	613	85	84	779	697	1476
Floréal.	594	611	76	72	670	683	1353
Prairial.	567	534	79	68	646	602	1248
Messid.	610	588	64	61	674	649	1323
Therm.	637	590	89	62	726	652	1378
Fructid.	692	658	73	64	765	722	1487
Jours c.	122	125	13	13	135	138	273
TOTAUX	8228	7907	960	872	9188	8779	17967

N.o XXXVIII.

TABLEAU des Naissances à Montpellier, depuis l'an 1 jusqu'à l'an 14 inclusivement, réduit en Saisons partielles et collectives.

ANNÉES.	AUTOMNE.				HIVER.				PRINTEMPS.				ÉTÉ.				TOTALITÉ.		TOTAL.
	LÉGITIMES.		NATURELS.		LÉGITIMES.		NATURELS.		LÉGITIMES.		NATURELS.		LÉGITIMES.		NATURELS.				
	Mâles.	Femelles.	Mâles.	Femelles.	Mâles.	Femelles.	Mâles.	Femelles.	Mâles.	Femelles.	Mâles.	Femelles.	Mâles.	Femelles.	Mâles.	Femelles.	Mâles.	Femelles.	
I.	136	155	17	14	175	161	10	14	118	111	22	10	149	163	9	10	636	638	1274
II.	153	134	5	11	148	156	1	6	109	126	14	13	147	131	9	7	586	584	1170
III.	143	131	16	15	175	145	16	15	123	117	15	13	181	152	13	13	682	601	1283
IV.	141	125	14	11	146	148	20	10	142	133	4	11	130	114	17	24	614	576	1190
V.	134	152	16	15	202	159	16	16	170	132	24	7	164	159	17	14	743	654	1397
VI.	165	167	16	19	215	172	17	21	145	135	17	14	156	154	14	11	745	693	1438
VII.	152	167	21	15	166	161	9	20	127	150	13	19	154	134	24	15	666	681	1347
VIII.	153	169	27	17	172	178	15	15	135	131	15	20	149	128	19	20	685	678	1363
IX.	147	140	20	18	139	151	23	28	137	107	21	23	142	144	18	12	647	623	1270
X.	153	147	16	13	187	125	29	19	135	139	25	20	126	143	22	17	693	623	1316
XI.	127	133	15	16	132	142	25	14	143	112	19	15	141	138	19	19	621	589	1210
XII.	149	140	19	19	165	156	17	20	130	110	16	21	146	158	28	11	670	635	1305
XIII.	125	141	24	16	134	158	14	15	116	114	13	19	143	119	16	13	585	595	1180
XIV.	148	125	25	15	130	150	18	21	125	141	22	19	133	124	14	14	615	609	1224
TOTAUX.	2026	2026	251	214	2286	2162	230	234	1855	1758	240	224	2061	1961	239	200	9188	8779	17967
Saisons collect.	4517				4912				4077				4461				17967		

N.o XXXIX.

TABLEAU des Mariages à Montpellier, depuis l'an 1 jusqu'à l'an 14 inclusivement.

ANNÉES.	CONDITION DES ÉPOUX.					TOTAL.
	Riches.	Mécaniq.	Industriels	Manœuvr.	Domestiq.	
I.	20	129	72	53	11	285
II.	66	205	118	26	15	430
III.	66	156	130	52	4	408
IV.	49	142	73	24	3	291
V.	54	127	70	12	3	266
VI.	40	180	61	13	6	300
VII.	18	143	56	21	3	241
VIII.	7	79	62	16	»	164
IX.	22	82	57	19	2	182
X.	38	164	62	11	1	276
XI.	30	149	74	11	3	267
XII.	12	153	69	14	14	262
XIII.	17	138	59	17	5	236
XIV.	18	121	44	19	4	206
TOTAUX.	457	1968	1007	308	74	3814

N.° XL.

TABLEAU des Mariages à Montpellier, depuis l'an 1 jusqu'à l'an 14 inclusiv. réduit en Mois collectifs.

Années.	MOIS.													TOTAL.
	VEND.	BRUM.	FRIM.	NIVÔSE.	PLUV.	VENT.	GERM.	FLOR.	PRAIR.	MESSID.	THERM.	FRUCT.	JOURS C.	
I.	29	26	31	27	35	25	19	18	21	16	15	21	2	285
II.	11	16	27	17	41	75	46	47	38	28	38	38	8	430
III.	35	29	50	41	34	29	28	32	33	23	33	33	8	408
IV.	27	33	25	28	31	20	21	25	18	16	18	25	4	291
V.	22	11	18	22	29	38	5	27	31	15	15	27	6	266
VI.	25	20	22	18	24	22	15	39	20	25	29	35	6	300
VII.	11	21	26	24	21	20	26	30	18	18	12	14	»	241
VIII.	22	14	14	12	22	15	6	7	15	13	11	12	1	164
IX.	14	16	17	18	16	6	13	13	18	18	14	16	3	182
X.	18	15	25	23	23	19	16	28	27	18	29	31	4	276
XI.	28	23	25	17	36	23	18	21	19	14	15	21	7	267
XII.	17	16	20	28	35	15	19	21	32	22	12	22	3	262
XIII.	15	18	11	19	32	25	11	30	20	21	12	20	2	236
XIV.	16	21	13	19	19	13	19	26	11	14	12	19	4	206
Totaux.	290	279	324	313	398	345	262	364	321	261	265	334	58	3814

N.° XLI.

TABLEAU des Mariages à Montpellier, depuis l'an 1 jusqu'à l'an 14 inclus. réd. en Saisons part. et coll.

Années.	Autom	Hiver.	Print.	Été.	Total.
I.	86	87	58	54	285
II.	54	133	131	112	430
III.	114	104	93	97	408
IV.	85	79	64	63	291
V.	51	89	63	63	266
VI.	67	64	74	95	300
VII.	58	65	74	44	241
VIII.	50	49	28	37	164
IX.	47	40	44	51	182
X.	58	65	71	82	276
XI.	76	76	58	57	267
XII.	53	78	72	59	262
XIII.	44	76	61	55	236
XIV.	50	51	56	49	206
Saisons collectives.	893	1056	947	918	3814

N.° XLII.

TABLEAU *des Ages des Époux de l'un et de l'autre sexe, mariés à Montpellier, depuis l'an 1 jusqu'à l'an 14 inclusivement.*

Années	Au-dessous de 20 ans.		De 20 à 30.		De 30 à 40.		De 40 à 50.		De 50 à 60.		De 60 à 70.		De 70 à 80.		Total.
	homm.	femm.	homm.	femm.	homm.	femm.	homm.	femm.	homm.	femm.	homm.	femm.	homm.	femm.	
I.	36	74	116	155	92	52	29	9	14	8	2	2	1	1	570
II.	40	97	198	190	137	106	46	25	11	6	3	»	2	»	860
III.	23	89	189	208	109	82	49	27	25	4	10	»	1	»	816
IV.	25	72	152	152	89	55	32	25	17	3	3	»	1	»	582
V.	19	57	140	145	71	48	28	15	7	4	1	»	1	»	532
VI.	20	71	150	145	82	55	34	24	10	3	6	1	1	»	600
VII.	36	95	124	110	59	30	17	6	7	»	»	»	»	»	482
VIII.	26	55	78	76	57	26	18	5	6	2	»	»	1	»	328
IX.	15	45	96	100	51	22	16	11	4	3	4	»	1	»	364
X.	9	69	158	151	75	55	21	16	12	2	4	1	1	»	552
XI.	21	69	136	138	61	38	32	16	15	5	2	1	»	»	534
XII.	10	66	148	132	70	44	20	17	8	3	6	»	»	»	524
XIII.	15	56	126	129	51	27	26	18	16	4	3	»	1	»	472
XIV.	15	55	107	102	39	32	33	15	8	1	3	1	1	»	412
Tot.	308	966	1898	1889	1021	650	401	221	160	48	47	6	12	1	7628

HUITIÈME

HUITIÈME SECTION.

Rapport des Naissances avec le climat de Montpellier.

§. 119. Il ne suffit pas que le rapport des morts dans un pays donné, montre évidemment que ce pays est salubre, il faut en outre que ce pays se répare, ou que les naissances y couvrent les décès. Dans cet esprit j'ai fait, comme on l'a vu par les Tableaux civils de la VIII.e section, le relevé des naissances qui ont eu lieu à Montpellier, depuis l'an 1 jusqu'en l'an 14 inclusivement; et le dépouillement de ces 14 années donne 17,967 enfans, d'après le Tableau n.o XXXVI; ce qui élève le nombre des naissances à 1,283 par année, et celui des décès a été réduit à 1,200 (§. 109). L'excédant ne suffirait pas sans doute pour maintenir la durée de l'espèce, si, indépendamment des périls qui entourent le berceau de la vie, la petite vérole ne décimait seule de son côté la population naissante. L'épidémie de 1778, dit M. Mourgue, enleva plus de la dixième partie des enfans nés à Montpellier pendant l'intervalle d'une épidémie à l'autre. Les épidémies y reviennent tous les quatre ans. J'ai observé celles de 1776, 1770, 1774 et

1778. Elles sautent rarement à la cinquième année, comme il en fut de 1778 à 1783. Que l'on calcule la perte énorme qu'une seule ville présente dans l'espace d'un siècle (1).

§. 120. Mais le fléau périodique de la petite vérole semble aujourd'hui avoir disparu de Montpellier. Dans le Tableau des décès, n.° XXX, l'an 2 est le seul en effet dont la mortalité est excessive; et ce qui le prouve incontestablement, c'est qu'en additionnant, à l'exemple de M. Mourgue, le nombre de tous les enfans morts au-dessous de l'âge de dix ans, pendant les 13 années autres que celle de l'an 2, on a pour résultat un nombre moyen de 505, tandis que la même opération faite sur le nécrologe de M. Mourgue (déduction faite des 3 années marquées également par des épidémies varioliques), porte le nombre moyen annuel des enfans morts au-dessous de 10 ans, à 546. Première différence. Mais il est mort en l'an 2, 1,053 enfans au-dessous de l'âge de 10 ans; c'est par conséquent un nombre de 548 de plus que la mortalité commune de cet âge. Et si la petite vérole fût venue périodiquement tous les quatre ans à Montpellier,

(1) Ouvrage cité de Statistique, pag. 20.

elle aurait enlevé, depuis l'an 3 jusqu'à l'an 14, 1,644 enfans qui ont participé aux avantages de la vie, et ont accru d'autant la population.

§. 121. Quand on n'expliquerait pas pourquoi la petite vérole, qui revenait tous les quatre ans dans ce pays (§. 119) décimer les enfans, n'a plus reparu depuis 12 ans avec ce caractère épidémique, le fait toujours n'en est pas moins constant. Je pense néanmoins qu'on doit l'attribuer aux avantages de l'inoculation et à l'introduction de la vaccine en France. La première, quoique connue à Montpellier depuis assez long-temps, y avait fait si peu de progrès, qu'on regarda, dit M. Mourgue, comme fort extraordinaire qu'il y eût 40 inoculations pendant l'année 1783. Mais nous touchions au moment d'une crise politique; et comme la révolution française s'attachait à détruire tous les genres de préjugés, on vit alors les pères de famille, les uns par terreur, les autres pour conserver des défenseurs à la patrie, faire inoculer leurs enfans. Peu de temps après, le célèbre Jenner annonce au genre humain une méthode plus salutaire encore; et quoique la vaccine n'eût pas un grand succès à Montpellier, lorsqu'en l'an 6 on s'empressa de l'y introduire (1), elle a du moins une part indirecte à l'accroissement de la population, en ce qu'elle a rendu l'inoculation plus générale, et la petite vérole conséquemment plus bénigne. Faites deux totaux séparés de tous les enfans morts au-dessous de l'âge de 10 ans, depuis l'an 5 jusqu'en l'an 9, et depuis l'an 9 jusqu'en l'an 14, vous aurez d'un côté 2,976, et de l'autre seulement 2,673 ; ce qui présente une mortalité moindre de 303 enfans, depuis que la vaccine est répandue dans Montpellier.

§. 122. Malgré ces avantages marqués pour la population, le nombre des naissances n'est pas en rapport avec celui des décès, relativement au sexe des individus. Nous avons vu qu'il mourait à Montpellier plus d'hommes que de femmes (§. 115); et quoique la différence ait été réduite à 536, elle excède néanmoins le nombre des naissances parmi les enfans mâles de 127. Mais cette différence tient à des causes indépendantes du climat; et l'on s'étonnera même qu'elle ne soit pas plus forte, si

(1) Les premières expériences furent faites par des Élèves de la Clinique interne, sous la direction de M. Vigarous. *Voyez* le Rapport de ce Professeur, an 9, in-4°.

l'on calcule les levées d'hommes qui se sont faites en France pour le service militaire, dans les 14 années que je parcours. Au reste, le Tableau de la population actuelle de Montpellier, n.° XXXIV, prouve que le nombre des femmes ne surpasse celui des hommes que de 1865; et on avait estimé, avant la révolution, qu'il y avait en France un nombre moyen de 17 femmes sur 16 hommes.

§. 123. Quoique les naissances paraissent remplacer les individus qui périssent dans un pays donné, on n'aurait cependant qu'une idée incomplète de sa salubrité, et une sécurité trompeuse sur la propagation de l'espèce, si les naissances d'abord n'appartenaient pas à ce pays, et si les enfans d'ailleurs n'y étaient pas sains et robustes.

§. 124. La distinction que le Législateur a mise entre les enfans naturels et les enfans légitimes, suffirait pour résoudre la première question, si l'on ne devait appeler indigènes que les enfans qui proviennent d'un homme et d'une femme unis par la loi. Il faut donc s'en rapporter au Tableau des naissances que nous avons dressé sur les registres mêmes de l'état civil, et on a pour ainsi dire, la preuve que les naissances ne sont pas un produit exotique, quand le nombre des mariages n'excède pas lui-même la population du pays.

§. 125. Moheau et Necker ont établi à cet égard que le nombre des mariages était en 1780, à la population de la France, comme 1 est à 110. En appliquant ce calcul à la population de Montpellier, M. Mourgue a trouvé en 1792 qu'il y a eu, année commune, un mariage seulement sur 117 individus. Mais ma diminution est encore plus forte. Dans le Tableau n.° XXXIX, on voit que les mariages célébrés à Montpellier, depuis l'an 1 jusqu'en l'an 14 inclusivement, ne s'élèvent qu'au nombre de 3,814. Le terme moyen étant pour chaque année 272, ce nombre réduit le rapport des mariages à la population actuelle de la ville, comme 1 est à 119 $\frac{1}{2}$. En second lieu, Moheau trouvait qu'en France cinq mariages donnaient 24 enfans, et qu'en retranchant un excédant pour les naissances illégitimes, deux mariages donnent 9 enfans. Si je compare, à mon tour, le nombre des mariages avec celui des naissances à Montpellier, pendant 14 années consécutives, je ne trouve que 3 enfans légitimes par mariage, dans ce moment, et 4 $\frac{1}{2}$ en opérant sur la totalité des naissances.

§. 126. Je n'ai élevé la seconde question (§. 123), que pour faire sentir combien le Médecin qui décrirait, je suppose, un pays tout peuplé d'enfans infirmes ou crétins, devrait la prendre en considération. La distinction des enfans légitimes et des enfans naturels n'est pas à beaucoup près aussi essentielle dans une Topographie; cependant je l'ai conservée, parce qu'elle peut faire connaître jusqu'à quel point un peuple est influencé par le pays qu'il habite, ou retenu par la morale et les lois. C'est ainsi que le nombre des naissances illégitimes, qui n'était que le 47.e de la population en France, suivant les calculs de Necker, est monté à près du 11.e des naissances totales dans la révolution. Ce serait néanmoins une erreur grave, à mon avis, d'inférer que là où l'on ne voit que des enfans naturels, le peuple en général a les mœurs dépravées, parce que, dit Montesquieu, par-tout où il se trouve une place où deux personnes peuvent vivre commodément, il se fait un mariage, et que la nature y porte assez, lorsqu'elle n'est point arrêtée par la difficulté de la subsistance (1). Et si le Législateur qui a déterminé l'âge auquel on doit se marier, avait fixé ce terme à trente ans révolus, on conçoit que, dans les pays méridionaux sur-tout, le nombre des naissances illégitimes serait très-

---

(1) Ouvrage cité de l'Esprit des Lois, t. 2, p. 380.

considérable, et qu'on ne pourrait pas en conclure que le peuple est corrompu. Dans le Tableau n.° XLII, on voit effectivement que le plus grand nombre de mariages se font à Montpellier à l'âge fixe de 20 à 30 ans ; on en trouve même un assez grand nombre au-dessous de cet âge, dans la première colonne du Tableau. Mais si l'on se demande pourquoi les huit premières années de la révolution sont plus chargées que les six dernières, on se souviendra que l'article 144 du code Napoléon dit : « L'homme avant 18 ans révolus, la » femme avant 15 ans révolus, ne peu- » vent contracter mariage ; » et que cet exemple prouve l'influence que la loi exerce sur les mœurs d'une nation. Enfin, j'ai conservé les Tableaux des naissances et des mariages, en les divisant par mois et par saisons partielles et collectives, ces Tableaux pouvant suggérer des rapprochemens utiles sur la gestation et sur l'ordre périodique de la reproduction de l'espèce (1).

§. 127. Je termine ici mes considérations sur le district que je devais décrire sous

---

(1) *Voyez* mon Mémoire couronné, de l'Influence de la Nuit sur les Maladies, pag. 130, §. 156, in-8.°, 1806.

le rapport médical, quoique je sente, à n'en pas douter, que mon travail est susceptible de développemens plus étendus. Si j'en fais la remarque, c'est autant pour me juger moi-même que pour signaler l'époque à laquelle j'ai rédigé cet Écrit. On a vu les recherches pénibles qu'il m'a fallu faire pour remplir le cadre que je m'étais tracé (§. 102), et que d'obstacles n'aurais-je pas encore à surmonter, si je voulais élever mon sujet à la hauteur qu'il est digne d'atteindre, et m'arrêter sur-tout au développement des causes extérieures morales, qui influent aussi sur l'état de santé d'une société d'individus ! car je n'ai rigoureusement parlé que des causes extérieures physiques (§. 78).

§. 128. Après avoir déterminé si l'homme vivra 90 ou 100 ans dans le pays qu'il habite (§. 116), j'aurais voulu suivre l'homme dans l'état de civilisation (Préface, §. 10); rechercher si, dans un pays détaché par la pensée de l'influence du climat, le même être peut espérer d'y vivre le terme fixé par la nature; et vérifier si, comme l'a dit J.-J. Rousseau, tous les pas faits vers la perfection de l'individu, sont autant de pas vers la décrépitude de l'espèce (1). La civilisation a ses maladies pro-

(1) Ouvr. cit. de l'Inégalité parmi les hommes, p. 116.

pres aussi-bien que les saisons célestes et les saisons physiques (§. 86). Un Tableau bien fait des MALADIES CIVILES serait donc aussi essentiel que le Tableau des maladies aiguës, n.° XXVII, pour avoir une connaissance entière de la salubrité du pays (§. 103).

§. 129. Dans l'état actuel où est l'exercice de la Médecine parmi nous dans les villes, il ne dépend pas de moi de présenter ce Tableau. Ah! plutôt si l'on ne faisait point un métier de notre Art, on aurait dans peu tous les matériaux nécessaires. Heureux le temps qui verra naître ces observations utiles! plus heureux ceux qui pourront les recueillir : et puisque je suis privé de coordonner ces faits, je dois toujours indiquer à mes juges l'ordre constant et nécessaire que je leur donnerais dans un Traité de Topographie (§. 10).

NEUVIÈME SECTION.

Desiderata, *ou de l'influence des causes extérieures morales sur l'état de santé d'une société d'individus.*

§. 130. Les hommes réunis en société sont exposés souvent à contracter des maladies, qui proviennent de la consommation et de la décomposition des êtres, et qui se propagent d'ailleurs avec tant de facilité, que le Législateur a créé par-tout des Conseils de santé et de salubrité publique, pour en arrêter la fureur et en prévenir l'invasion. Mais indépendamment de ces maladies contagieuses, qui dévastent quelquefois des cités entières, et grossissent conséquemment les Tables de la mortalité, je voudrais qu'on recherchât si le pays que l'on habite n'est pas meurtrier par lui-même, quand les hommes y passent en nombre considérable. Ainsi les Arithméticiens, par exemple, se sont occupés de trouver la quantité d'habitans qu'offre la surface d'une lieue carrée; il me paraîtrait plus digne de déterminer quel doit être le rapport de la population avec l'étendue d'un terrein donné.

§. 131. Dans l'état de nature, il n'existe parmi les hommes d'autre inégalité que celle de la force et de l'intelligence. Dans l'état de civilisation, les hommes diffèrent entr'eux, non-seulement par la force physique et par les facultés morales, mais encore par une inégalité acquise, qui est celle des conditions. La première inégalité est dans les lois de la nature. La seconde au contraire est un état forcé. L'homme est donc malade par cela seul qu'il exerce un état, ou, pour mieux dire, sa profession se range, dès ce moment, parmi les causes non-naturelles. Si ces causes agissent sans l'intervention du climat, et peuvent développer des maux qui finissent constamment par abréger la vie, comme la colique des peintres ou du Poitou, il serait bien important de déterminer quelle est la mortalité relative de chaque profession parmi les individus qui travaillent pour vivre, et celle encore des ouvriers qui, comme les manœuvres, périssent tous les jours de mort accidentelle en faisant leur état.

§. 132. Ramazzini a fait un travail estimable sur les maladies des artisans; mais on y chercherait en vain la solution des questions que je viens de proposer. M. Fouquet ne m'éclaire pas davantage, lorsqu'il avoue qu'il n'a pu parvenir, malgré ses soins, à constater les maladies auxquelles peuvent être sujets les artisans de Montpellier, et que le résultat de sa pratique lui a seulement fait reconnaître des affections de nerfs et des maux d'estomac avec un teint pâle chez les parfumeurs.

§. 133. Dans l'état de civilisation, l'homme qui jouit des biens de la fortune, peut se dispenser de l'accroître par une profession (§. 131); mais il peut abréger sa vie par des excès, ou se tuer par mégarde en prenant ses plaisirs.

§. 134. Tous les hommes n'apportent pas en naissant la tranquillité d'ame nécessaire pour supporter le malheur. D'autres se rendent malheureux par eux-mêmes, ou ne peuvent survivre à l'honneur ni à la perte du bien ; et ces causes rendent très-fréquentes dans la société les *vésanies* et les suicides, qui grossissent de plus en plus les tables de la mortalité.

§. 135. Un fou sans doute ne meurt point d'une mort absolue, mais sa maladie l'arrache au monde ou à la société ; et il est même douteux que cet individu puisse servir à la reproduction de l'espèce. Quelle idée aurait-on de la salubrité d'un pays où la démence y serait endémique ? Au reste, cette maladie paraît fort rare à Montpellier, si l'on doit en juger par le petit nombre de malades détenus dans l'Hospice en 1806. Ce nombre ne s'élève qu'à 18, dont 6 hommes et 12 femmes, et nous avons dans ce moment l'exemple d'une aliénation complète guérie tout-à-coup après 25 années, sans le secours de la Médecine, chez une personne âgée d'environ 68 ans. Ce cas, Messieurs, est, je crois, unique dans son genre; mais la Société doit croire à la véracité du fait.

§. 136. Il est des hommes dont le caractère indocile les met dans un état de guerre avec la société. Privés des avantages de l'éducation, ou, soit qu'ils soient organisés de manière à n'en recevoir peut-être d'aucune espèce, d'après le système de Gall, ces hommes, dis-je, ne suivent que leur penchant ; et de là naissent les injures, les rixes, les homicides, et cette foule inombrable et variée de crimes, que je regarde comme les maladies chroniques de l'État, puisque le Législateur emploie, pour les détruire, et le fer et le feu.

§. 137. Cependant, si l'on parvenait à démontrer qu'indépendamment de tel ou tel système administratif de la justice criminelle, ces maladies s'irritent sous l'influence du climat, cette expérience introduirait tôt ou tard dans la sévérité des peines la réforme salutaire après laquelle la Philosophie soupire tous les jours. *Le Ciel ne m'a point fait pour régler les États* (1). Mais, frappé des considérations qui dictèrent l'Édit du Grand-Duc de Toscane, j'ai fait le relevé des délits les plus simples qui ont été commis à Montpellier depuis l'an 5 jusqu'à l'an 14, n.° XLIII, et je me suis convaincu, pendant ces 10 années, que le nombre des injures croît en raison directe de l'élévation de la

(1) Voltaire, Poème sur la loi naturelle.

température. Ainsi, dans le Tableau des délits réduit en mois collectifs, ou n.° XLIV, le *minimum* des injures correspond au mois de Nivôse, et le *maximum* au mois de Thermidor. Cette progression est également sensible, soit qu'on divise les délits par saisons collectives, comme je l'ai déjà fait dans le n.° XLV, ou soit que l'on exige que les délits aient un caractère plus grave, tels que ceux du Tableau n.° XLVI. Le rapport serait encore le même relativement aux crimes qui entraînent après eux une peine afflictive ou infamante. Mais je ne dois pas sortir du district de Montpellier (§. 12), et je me borne conséquemment aux tables des délits de police municipale et de police correctionnelle. Voici ces Tableaux.

N.o XLIII.

TABLEAU des Délits de Police simple, commis à Montpellier depuis l'an 5 jusqu'à l'an 14 inclusiv.

Années.	Injures			Rixes ou voie de fait.	Délinq.		Total.	
	Verbales.	Diffam.	Publiques.		Mâles.	Femelles.	Individus.	Délits.
V.	58	4	6	6	45	54	99	74
VI.	38	8	6	1	25	41	66	53
VII.	40	10	1	»	19	51	70	51
VIII.	46	2	»	1	28	38	66	49
IX	51	5	»	2	21	26	47	38
X.	44	4	1	2	24	39	63	51
XI.	74	1	1	4	42	55	97	80
XII.	65	12	»	6	44	74	118	83
XIII	109	29	1	14	67	158	225	153
XIV	90	32	»	8	46	115	161	130
Tot.	595	107	16	44	361	651	1012	762

XLIV.

N.° XLIV.

TABLEAU des Délits de Police simple, commis à Montpellier depuis l'an 5 jusqu'à l'an 14 inclusivement, réduit en Mois collectifs.

ANNÉES.	INJURES			RIXES OU VOIES DE FAIT.	DÉLINQ.		TOTAL.	
	Verbales.	Diffam.	Publiques		Mâles.	Femelles.	Individus	Délits.
Vend.	48	2	5	3	36	40	76	58
Brum.	41	7	»	1	17	39	56	49
Frim.	34	4	»	1	27	37	64	39
Nivôse.	27	4	»	2	13	27	40	33
Pluv.	44	5	2	8	30	46	76	59
Vent.	41	15	2	4	23	58	81	62
Germ.	48	9	»	1	21	52	73	58
Flor.	47	7	1	6	27	60	87	61
Prair.	61	8	1	6	29	68	97	76
Messid.	63	16	2	4	46	60	106	85
Ther.	70	17	3	2	46	91	137	92
Fruct. et jours compl.	71	13	»	6	46	73	119	90
Tot.	595	107	16	44	361	651	1012	762

N.o XLV.

TABLEAU des Délits de Police simple, commis à Montpellier depuis l'an 5 jusqu'à l'an 14 inclusivement, réduit en Saisons collectives.

SAISONS.	INJURES			RIXES OU VOIE DE FAIT.	DÉLINQ.		TOTAL.	
	Verbales.	Diffam.	Publiques		Mâles.	Femelles.	Individus.	Délits.
AUTOMN.	123	13	5	5	80	116	196	146
HIVER.	112	24	4	14	66	131	197	154
PRINT.	156	24	2	13	77	180	257	195
ÉTÉ.	204	46	5	12	138	224	362	267
TOTAUX	595	107	16	44	361	651	1012	762

N.° XLVI.

TABLEAU des Délits de Police correctionnelle, commis à Montpellier pendant l'an 1806.

MOIS,	INJURES PRIVÉES. Récidives.	INJURES PRIVÉES. Respectives.	INJURES PUBLIQUES. Contre les fonctionn. p.	INJURES PUBLIQUES. Contre les mœurs.	EXCÈS. Sans effusion.	EXCÈS. Avec effusion de sang.	DÉLINQ. Mâles.	DÉLINQ. Femelles.	TOTAL. Individus.	TOTAL. Délits.
Janv.	»	»	1	0	9	1	12	4	16	11
Fév.	1	»	1	1	13	2	21	8	29	18
Mars	»	»	»	2	6	»	5	4	9	8
Avril	»	»	»	0	10	»	9	4	13	10
Mai.	»	»	1	1	11	»	10	5	15	13
Juin	1	»	1	3	11	»	11	9	20	16
Juill.	1	»	1	»	6	2	13	1	14	10
Août	2	»	»	1	19	2	24	8	32	24
Sept.	1	»	1	2	10	»	7	8	15	14
Oct.	»	»	1	2	13	3	20	8	28	19
Nov.	1	»	»	1	6	3	15	2	17	11
Déc.	»	»	»	»	15	2	18	7	25	17
Tot.	7	»	7	13	129	15	165	68	233	171
	7		20		144		233			

§. 138. La paix règne dans les familles ; chacun vit paisible et content de son sort tout-à-coup une déclaration de guerre vient troubler l'harmonie générale, et les Citoyens, pour se conserver eux-mêmes, défendent le pays. Tant de causes puissantes de mortalité doivent bien faire désirer que le pays se répare ou couvre les décès (§. 119). Et cependant il faut que le Législateur surveille encore les pères qui tuent leurs enfans, ou qui les abandonnent dès qu'ils viennent de naître.

§. 139. En se bornant au développement des idées fondamentales (§. 129) que je viens de présenter dans cette section, on verrait d'abord si le Tableau des maladies civiles serait plus chargé que le Tableau des maladies aiguës, et l'on parviendrait à déterminer conséquemment si, dans un pays isolé par la pensée de l'influence du climat, l'homme peut se flatter de vivre le terme fixé par la nature (§. 128). Le résultat peut-être affligerait quelques esprits ; mais la vraie philosophie, dit Buffon, est de voir les choses telles qu'elles sont ; le sentiment intérieur serait toujours d'accord avec cette philosophie, s'il n'était perverti par les illusions de notre imagination, et par l'habitude malheureuse que nous avons prise de nous forger des fantômes de douleur et de plaisir. Il n'y a rien de terrible ni rien de charmant que de loin ; mais pour s'en assurer, il faut avoir le courage et la sagesse de voir l'un et l'autre de près.

§. 140. Si l'on s'arrêtait ensuite aux causes nombreuses de dépopulation ou de mortalité, on compléterait le cadre d'une Hygiène générale et publique, comme l'ont pensé deux Professeurs de Paris (§. 11, Préface), et l'on établirait, ainsi que je l'ai fait entrevoir moi-même (Préface), les principes de civilisation les plus analogues aux facultés morales du peuple dont on aurait décrit les mœurs et le pays. Une Topographie, rédigée dans cet esprit, ne laisserait rien à désirer pour la distribution ni pour le choix des faits, et elle ferait naître nécessairement des vues générales et des applications utiles (§. 3, 114). Le Médecin, en arrivant dans un pays, déterminerait facilement quel est l'état physique et moral des hommes qui l'habitent (§. 8, Préface), et le Législateur verrait dans ce Tableau que l'expérience ne suffit pas pour donner des lois à un peuple, mais qu'il faut y joindre encore la connaissance de l'homme et des localités ; car, dit Bacon, *Neque multò meliora sunt signa quæ ex naturâ temporis et ætatis capi possunt, quàm quæ ex naturâ loci et nationis.* Nov. Org.

Terminé à Montpellier, le 2 Octobre 1807.

FIN.

OUVRAGES DE L'AUTEUR.

1.° Coup-d'Œil philosophique sur l'Importance et la Certitude de la Médecine. An IX. In-4°.

2.° Esquisse d'un Système politique sur les Moyens de perfectionner la Médecine en France. An XI. In-8°.

3.° Tableau synoptique d'une Nosologie légale, fondée sur le Code Social. An XI. In-8°.

4.° De l'Influence de la Nuit sur les Maladies, *ou* Traité des Maladies nocturnes ; Ouvrage couronné par la Société de Médecine de Bruxelles, dans sa séance du 2 vendémiaire an XIV. In-8°.

5.° Des Avantages et des Inconvéniens de la multiplicité des Nomenclatures médicales ; Ouvrage couronné par la Société de Médecine de Toulouse, dans sa séance du 10 Novembre 1806. In-8°.

6.° Topographie médicale de la ville de Montpellier ; Ouvrage couronné par la Société des Médecins et des Naturalistes de Souabe, le 14 Juillet 1808. In-8°.

ERRATA.

PRÉFACE, pag. XVI, Lymar, lisez Eymar.
Pag. XVIII, *polvant*, lisez *solvant*.
Page 29, l. 1.er ou 1776, lisez tom. 1.er, année 1776. In-4°.
Pag. 31, antérieure, lisez intérieure.
Pag. 54, par le nom, lisez par les noms.
Pag. 75, philosophique, lisez physiologique.
Pag. 76, aie fait, lisez ai fait.
Même page, excessive, lisez exclusive.
Pag. 111, est en l'hiver, lisez est l'hiver.
Pag. 118, déliées, lisez déliés.
Pag. 136, du petit été, lisez de petit été.

www.ingramcontent.com/pod-product-compliance
Lightning Source LLC
LaVergne TN
LVHW012010170726
843503LV00001B/298